常见肌骨损伤
与运动康复

谢卫 胡尧 幸兴 著

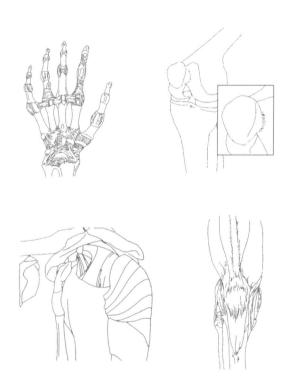

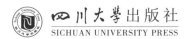
四川大学出版社
SICHUAN UNIVERSITY PRESS

图书在版编目（CIP）数据

常见肌骨损伤与运动康复 / 谢卫，胡尧，幸兴著 .
成都：四川大学出版社，2025. 7. -- ISBN 978-7-5690-
7458-1

Ⅰ. R873；R454

中国国家版本馆 CIP 数据核字第 2025BJ2995 号

书　　名：常见肌骨损伤与运动康复
　　　　　Changjian Jigu Sunshang yu Yundong Kangfu
著　　者：谢　卫　胡　尧　幸　兴

选题策划：高庆梅
责任编辑：倪德君
责任校对：高庆梅
装帧设计：墨创文化
责任印制：李金兰

出版发行：四川大学出版社有限责任公司
　　　　　地址：成都市一环路南一段 24 号（610065）
　　　　　电话：（028）85408311（发行部）、85400276（总编室）
　　　　　电子邮箱：scupress@vip.163.com
　　　　　网址：https://press.scu.edu.cn
印前制作：成都墨之创文化传播有限公司
印刷装订：成都金阳印务有限责任公司

成品尺寸：170 mm×240 mm
印　　张：13.5
字　　数：196 千字

版　　次：2025 年 7 月 第 1 版
印　　次：2025 年 7 月 第 1 次印刷
定　　价：86.00 元

扫码获取数字资源

四川大学出版社
微信公众号

编委会

序

随着全民健身理念的普及和运动参与度的提升，运动损伤的风险日益凸显。无论是高水平竞技赛场还是大众健身领域，扭伤、拉伤、骨折等常见损伤都可能显著影响患者的运动功能和生活质量。如何在有效缓解症状的基础上，促进运动功能的充分恢复并预防再损伤，已成为备受关注的重要问题。近年来，运动与功能训练在运动医学领域逐渐受到重视。其核心在于通过科学设计的运动处方，激发机体自身修复潜能，针对性地提升肌肉力量、关节稳定性和神经肌肉控制能力，促进运动损伤的有效康复。

《常见肌骨损伤与运动康复》一书正是基于这一广泛的防治需求编写的，旨在为临床工作者和运动人群提供一套系统、实用的运动康复解决方案。其鲜明特色体现在以下几方面：一是系统全面。本书内容丰富、体系完整，涵盖了膝关节韧带损伤、肩袖损伤、急性腰扭伤等临床最为常见的肌骨损伤类型，构建了较为完整翔实的知识体系。二是理实融通。本书不仅深入剖析每种损伤的病理机制，阐明损伤发生发展的规律，更着重解析运动康复训练的科学原理与作用机制，奠定了科学训练实践的理论基础。三是诊疗融合。本书将诊断评估与康复干预紧密结合，既重视对各类损伤的临床表现和体征、标准化体格检查流程的详细介绍；更强调个体化、阶段化的运动康复方案的制定方式，实现评估与治疗的无缝衔接。四是图文并茂。书中配备了大量高清、精准的动作图解，并辅以精炼、清晰的操作要点与注意事项说明，保障了复杂训练技术的直观呈现与有效掌握。

　　作为主要运用运动训练方法解决常见肌骨损伤康复问题的专业著作，本书兼具学术深度与实践广度，不仅可为康复医师、物理治疗师、运动防护师等专业人士提供重要参考，也为健身教练及广大运动爱好者提供了科学应对损伤、安全重返运动的实用知识。

　　衷心期望本书能助力更多人摆脱肌骨损伤的困扰，重新找回运动的欢愉与自信，让生命在运动中绽放更加绚烂的光彩。

成都中医药大学校长

曾　芳

2025 年 7 月于十二桥

前　言

　　在追求健康生活的道路上，运动已成为我们日常生活的重要组成部分。无论是跑步、瑜伽，还是篮球、足球，运动都以其独特的魅力吸引着无数热爱生活的人们。然而，运动在带来健康与活力的同时，也带来肌骨损伤的风险。为了帮助广大运动爱好者更好地了解肌骨损伤及其运动康复方法，我们精心编写了这本《常见肌骨损伤与运动康复》。

　　肌骨损伤并非偶然现象。错误的运动方式、过度运动、缺乏热身与牵拉、运动环境不佳及运动装备选择不当等因素，都可能增加肌骨损伤的风险。同时，个体差异也是不可忽视的因素，每个人的身体状况、运动经验、技能水平都不同，这些因素都可能带来肌骨损伤风险。肌骨损伤包括肌肉损伤、韧带损伤、关节损伤等多种类型，每种类型都有其特点和针对性的运动康复方法，需要我们进行深入了解。

　　运动康复在预防和治疗肌骨损伤中扮演着重要的角色。首先，通过针对性的功能锻炼，我们可以增强肌力、提高关节稳定性，从而预防肌骨损伤的发生。其次，对于已经发生的肌骨损伤，运动康复可以帮助我们恢复肌肉功能、减轻疼痛、改善关节活动度，加速康复进程。在运动康复实践中，我们需要根据损伤类型、个体差异等因素制订个性化运动康复方案。不同类型的损伤需要采取不同的运动康复方法，以达到最佳的康复效果。相比于其他临床治疗方法，运动康复更注重患者的主动参与和自我调节，能够更好地促进康复。

不同运动项目导致的肌骨损伤不同。例如，跑步爱好者可能面临膝关节磨损、踝关节扭伤等风险，篮球爱好者则可能因频繁的跳跃和转身而遭遇跟腱炎、膝关节韧带损伤等问题。因此，了解运动项目与肌骨损伤之间的关系，有助于我们更好地预防和治疗肌骨损伤。

在本书中，我们将针对常见的运动项目，分析其可能导致的肌骨损伤类型，并提供相应的预防和康复建议。我们希望通过这些实用的信息，帮助运动爱好者更加科学地参与运动，降低肌骨损伤的风险。本书旨在为广大运动爱好者提供一份实用的肌骨损伤运动康复指南，帮助他们深入了解这些损伤的成因、类型及运动康复方法。我们将结合专业的运动医学知识和丰富的实践经验，为读者提供科学、有效的运动康复建议。

在本书的编写过程中，我们注重理论与实践的结合，既深入剖析肌骨损伤的原理和康复机制，又提供了大量实用的运动康复方法和日常护理建议。通过阅读本书，我们希望读者不仅能掌握肌骨损伤运动康复的基本知识，还能将这些知识应用到实际生活中，提高自己的健康水平。

最后，我们希望通过本书的传播，能够让更多的人了解肌骨损伤的运动康复知识，提高社会对运动健康问题的关注度。我们相信，在大家的共同努力下，我们一定能够创造一个更加健康、更加美好的运动环境。

目　录

第一章

肩部损伤与运动康复

第一节　肩袖损伤

一、概述

肩袖损伤是指肩关节软组织（肌腱）损伤，是一种十分常见的肩关节退行性病变，导致肩部损伤、肩关节活动受限，严重时可致残。

肩袖由肩胛下肌、冈上肌、冈下肌、小圆肌的肌腱构成，呈袖套样围绕在肩关节的前方、后方和上方（图 1-1-1），有稳定肩关节、辅助肩关节功能等作用。

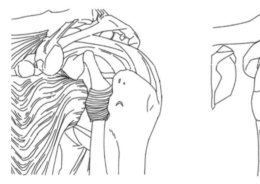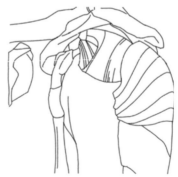

图 1-1-1　肩袖

肩关节若突然受到各方向外力冲撞或者暴力牵拉会导致肩袖受损，如摔倒时手撑地、提重物、扭伤、过度用力投掷等。磨损过多也会导致肩袖损伤。60 岁以上的老年人更容易出现肩袖损伤，需特别注意。

二、症状、体征与诊断

肩袖损伤的症状以肩痛及肩关节功能障碍为主[1]。

程度较轻的肩袖损伤（肩袖挫伤）：前期出现肌腱水肿、充血，后期发生肌腱炎症、纤维化，甚至肌肉萎缩。程度较重的肩袖损伤（肩袖不完全断裂）：伴有疼痛并出现肩关节内旋、外旋或外展功能障碍，易出现肩关节脱位、肌肉萎缩。重度肩袖损伤（肩袖完全断裂）：可能出现高低肩、翼状肩和肩胛骨倾斜，上举和外旋力量弱并伴有疼痛，出现肩关节撞击综合征。

肩袖损伤患者往往存在急性损伤史，老年患者可能本身存在肩袖磨损，加上外伤导致急性发作。肩袖磨损时，一开始仅出现肩部不适，偶尔肩部活动时突然出现剧痛。随着病情发展，出现肩前方疼痛、肩关节活动受限。此阶段最典型的疼痛是颈肩部的夜间疼痛和"过顶位"活动（上肢高举超过自己头顶的活动）疼痛[2]，上臂向外抬起超过肩部会出现剧痛。患侧卧位疼痛加重，严重影响睡眠。病情更严重时，上臂难以举起，垂在身侧。

我们可以借助以下方法辅助诊断肩袖损伤。

1. 肩部响声。 肩部大幅度活动（上举或旋转上肢）时有响声。

2. 肩痛弧试验。 患者站立，躯干不动（固定肩胛下角），检查者施加外力使患肢侧向抬起，抬起角度在 60º ～ 120º 时出现疼痛，小于 60º 和大于 120º 时疼痛反而减轻或消失为阳性（图 1-1-2）。

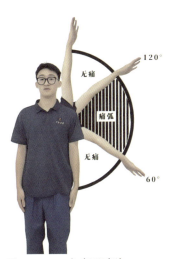

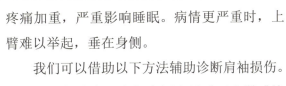

图 1-1-2　肩痛弧试验

---

① 张凯博，唐新，李箭，等.2019 年美国骨科医师学会（AAOS）肩袖损伤临床实践指南解读 [J].中国运动医学杂志，2020，39（5）.
② 亓建洪.运动创伤学 [M].北京：人民军医出版社，2008.

3.冈上肌检查。

（1）上臂坠落试验（图1-1-3）：检查者施加外力抬高患肢至外展90º～120º，撤除外力，若患肢不能自主支撑而发生坠落及疼痛，表明有冈上肌断裂的可能。

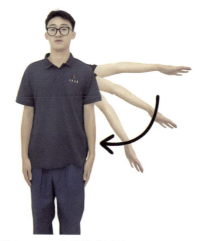

图1-1-3　上臂坠落试验

（2）满罐试验与空罐试验：①满罐试验时，患者保持肩关节外展90°、水平内收30°，两手大拇指竖直向上，检查者在患者肘关节或腕关节施加垂直向下的外力（图1-1-4）。如果患者肩关节处出现了无力或者疼痛，则为阳性，代表存在冈上肌肌腱损伤或肩胛上神经病变的可能。②空罐试验时，基本姿势、操作与结果判断与满罐试验相同，但患者需内旋肩关节使两手大拇指朝下（图1-1-5）。

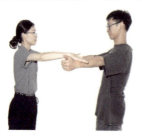
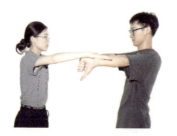

图1-1-4　满罐试验　　　　图1-1-5　空罐试验

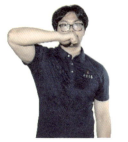

图 1-1-6　吹号征阴性

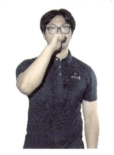

图 1-1-7　吹号征阳性

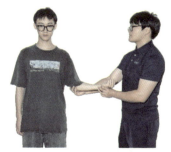

图 1-1-8　Lag 试验

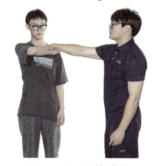

图 1-1-9　熊抱试验

（3）冈上肌肌腱断裂试验：阳性体征包含触诊疼痛及特定角度肩肱节律紊乱。触诊检查时，肩外侧、肩峰下方、大结节上方可有深层压痛点，可伴有局部肿胀。同时，患肩外展活动受限、度数减小，耸肩代偿明显，但患肩外展超过 90°时可自动外展。或在患肩外展 60°～90°区间施加外力辅助抬高后，患肢可主动外展至 180°。若病程过长，失用性肌萎缩可导致冈上窝凹陷。

4. 冈下肌、小圆肌检查。

（1）吹号征：患者站立，检查者将患者患侧上肢在肩胛平面抬高 90°，再将其肘关节屈曲 90°，然后让患者抵抗外力外旋肩关节。如果患者不能外旋或出现疼痛、无力，则为阳性，提示小圆肌损伤。或能维持图 1-1-6 所示姿势 10～15 秒不疼痛为阴性，若出现疼痛或姿势不能维持变形至图 1-1-7 所示姿势，则为阳性。

（2）Lag 试验：检查者将患者患肢外展 90°，一只手握住患者的肘部以下使其肩关节外旋至最大角度，另一只手的拇指顶住患者肱骨头向前，其余 4 个手指在前方保护肱骨头，预防出现意外的脱位（图 1-1-8）。检查者放手后，如患者无力保持此姿势而前臂回到体侧，为阳性。

5. 肩胛下肌检查。

熊抱试验（图 1-1-9）：患者患侧肘屈曲 90º，手掌平放于对侧肩上，手指伸直，上肢保持水平。检查者施加垂直向上的力将患者的手拉离其肩部，患者进行对抗。患者的手脱离肩部则为试验阳性。

确诊还需要进行 X 线、超声、MRI、关节造影、关节镜等检查。

三、运动康复方法

根据疼痛位置确定损伤的肌肉（冈上肌、肩胛下肌、冈下肌和小圆肌），损伤的肌肉不同，处理方法有所区别。保守治疗主要针对一些轻型肩袖损伤，以及对肩关节功能期望值不高的高龄患者[①]。

（一）急性期

急性期主要进行无痛范围内的主动活动，以维持肩关节活动度。

Codman 钟摆运动（图 1-1-10）：患者站在桌子或椅子旁边，手放在桌子或椅子上，两脚分开比肩宽一点。髋部弯曲 75°～ 90°，让患侧手臂自然垂向地板（也可手握一个重物）。左右移动重心，让手臂左右自由摆动；前后移动重心，让手臂前后自由摆动；左右移动重心，让手臂左右自由摆动，如此循环。可轻松完成以上动作后，就进阶为手臂做画圈摆动，圆圈直径约 20cm，持续画圈 30 秒。注意不要使用肩部肌肉来启动运动。每天延长练习时间，直到能坚持 5 ～ 10 分钟。

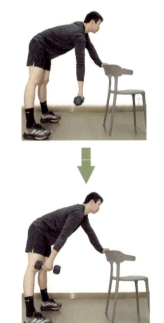

图 1-1-10　Codman 钟摆运动

（二）伤后功能恢复期

伤后功能恢复期运动康复的主要目标

---

① 张乃 . 肩袖损伤的发病机制、分型及治疗进展 [J]. 实用临床医药杂志，2020，24（16）.

为增加关节活动度和肌力，牵拉相关紧张肌肉。可按照损伤肌肉分别进行运动康复。以下训练方式也可用于预防肩袖损伤。

1. 冈上肌损伤的运动康复。

运动康复目的： 纠正肩胛骨位置及肱骨位置。

（1）肩胛骨上回旋训练。

方式一： 站立，身体处于中立位，两眼平视前方，两手手握哑铃抗阻外展（图 1-1-11）。

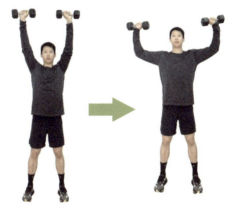

图 1-1-11　肩胛骨上回旋训练（方式一）

方式二： 面对墙站立，与墙保持一脚长的距离。将泡沫轴横放在墙面，两手放在泡沫轴上，屈肩屈肘 90°，两手平行，手带动泡沫轴向上滚动，向上到极限后停留 1 ～ 2 秒再缓慢向下（图 1-1-12）。注意运动过程中身体不动，只有手和肩胛骨移动。来回为 1 次，每组 6 ～ 8 次，共完成 3 组。

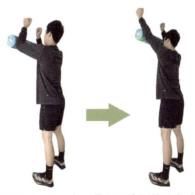

图 1-1-12　肩胛骨上回旋训练（方式二）

（2）肩关节抗阻外旋训练：站立位，患侧腋下夹一毛巾，上臂与前臂成90°，拇指向上再握拳，上臂与躯干贴紧，紧握弹力带进行上臂抗阻外旋（图1-1-13）。每组10次，共完成3组。

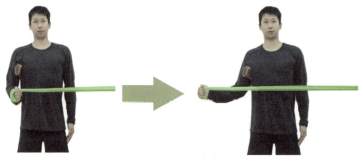

图1-1-13　肩关节抗阻外旋训练

2. 肩胛下肌损伤的运动康复。

（1）肩胛下肌离心训练（图1-1-14）：仰卧，患肢肘关节下垫毛巾。屈肘90°，前臂与地面垂直，掌心朝前握拳，手持适当重量的哑铃缓慢向下（朝向脚的方向）。每组10次，共完成3组。

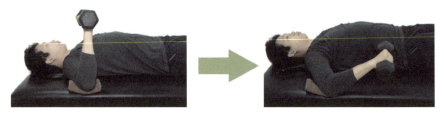

图1-1-14　肩胛下肌离心训练

（2）外旋肌牵拉（图1-1-15）以牵拉右侧冈下肌和小圆肌为例。取站姿或坐姿，右手抓住弹力带向下伸直，使弹力带从前面绕过肩部后从右侧腋下穿出，左手从腋下水平方向抓住弹力带向前拉。坚持完成规定时间后换对侧进行，可逐渐延长时间，共完成3组。

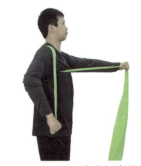

图1-1-15　外旋肌牵拉

3. 冈下肌、小圆肌损伤的运动康复。

（1）冈下肌和小圆肌离心训练（图 1-1-16）：仰卧，患肢肘关节下垫毛巾。屈肘 90°，前臂与地面垂直，掌心向前握拳，手持适当重量的哑铃缓慢向下（朝向头顶方向）。每组 10 次，共完成 3 组。

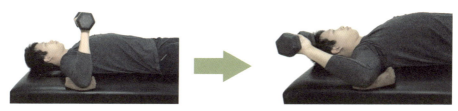

图 1-1-16　冈下肌和小圆肌离心训练

（2）肩胛下肌牵拉（图 1-1-17）：以牵拉右侧肩胛下肌为例。取站姿或坐姿，右手屈肘，肩部外展，长棍或弹力带置于手掌，绕过前臂和肘部后侧，左手从身体前侧抓住长棍或弹力带，施加牵拉力。坚持完成规定时间后换对侧进行，可逐渐延长时间，每侧持续时间至少 30 秒。

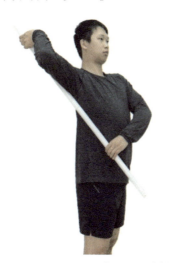

图 1-1-17　肩胛下肌牵拉

第二节　肩关节撞击综合征

一、概述

肩关节撞击综合征是由于肩峰下结构（滑囊、肌腱、韧带）被肩部关节的骨性结构（肱骨头和肩峰等）反复撞击、摩擦，引起损伤、炎症等，最终导致慢性肩部疼痛和活动受限等症状。肩关节撞击综合征多见于投掷、体操、举重、游泳、手球等项目的运动员，发生后经久不愈，影响训练和比赛。肩关节撞击综合征也是中老年人肩关节疼痛的常见原因。

肩关节的主要关节是盂肱关节，由肱骨头和肩胛盂组成。肱骨头为半球形结构，盂肱关节的球窝形态被松弛的关节囊包裹，结合外周韧带为肩关节提供静态稳定。肩袖肌群让关节灵活运动的同时，通过力偶保障球窝关节的各向动态稳定性（图1-2-1）。上臂活动时，囊腔（滑囊）可起到润滑和缓冲撞击的作用。

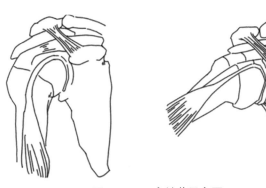

图1-2-1　肩关节示意图

过度重复的肩关节旋转活动，使稳固肱骨头的韧带、肌肉和滑囊遭受过度牵拉、挤压、磨损，形成无菌性炎症改变，产生撞击综合征。若肩峰结构异常、其他原因导致肩关节不稳定，则发生撞击综合征的概率增大。

病变初期出现韧带等组织水肿、出血，肌腱失去正常的光泽变白或变黄。由于撞击损害的累积，肌腱纤维变性[①]并增厚，囊腔失去作用。更严重者出现肌腱撕裂，或者钙化[②]和炎症反应、肱骨头骨质增生。

二、症状、体征与诊断

病变早期，活动肩部能感觉到骨与骨的摩擦或者弹响，进行肩外展和上举等活动时会疼痛，逐渐发展为肩关节前外侧慢性钝痛，疼痛为间歇性，在劳动后及夜间压到患肢时疼痛加重，休息后疼痛减轻。由于疼痛，患肢自主运动受限，但在外力帮助下活动往往正常。患肢向内旋转最为受限，严重时患肢甚至会丧失活动功能。

我们可以借助以下方法辅助诊断肩关节撞击综合征。

1. 肩痛弧试验。检查方法详见"肩袖损伤"。

2. 反弓痛[③]。患肢上举后再向后伸，出现明显的疼痛或使原本的疼痛加重为阳性。反弓痛会随着肩部充分的准备活动而减轻，也可随着运动量、运动强度和运动范围的加大而加重。

3. 肩峰撞击的检查[④]。

（1）Hawkins 试验（图 1-2-2）：检查者将患者患侧肩部前屈 90°、肘部屈曲 90°，并将其

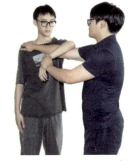

图 1-2-2　Hawkins 试验

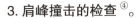

① 纤维变性：失去弹性、韧性，变得脆易受伤。
② 钙化：钙盐异常累积。
③ 王煜. 运动软组织损伤学 [M]. 成都：四川科学技术出版社，2010.
④ 曲绵域，田得祥. 运动创伤检查法 [M]. 北京：北京大学医学出版社，2013.

前臂放在旋转中立位，抬起患侧肘部，使肱骨旋内。出现疼痛提示肩袖撕裂或肩袖肌腱炎。

（2）Neer 征（图 1-2-3）：检查者一只手放在患者患侧肩胛骨的后方，保持它的解剖位置，另一只手握住患者的患侧手腕使手臂旋内并处于完全屈曲状态。这个动作将大结节压迫于前肩峰，对患有肩袖撕裂或肩袖肌腱炎的患者可引起不适，对于粘连性关节囊炎、肩关节前方不稳或关节炎患者也可能造成疼痛。Neer 征有助于评估肩峰撞击或肩袖撕裂。

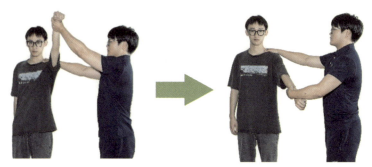

图 1-2-3　Neer 征

确诊还需要进行 X 线、MRI、关节造影、关节镜等检查。

三、运动康复方法

按照肩关节撞击综合征的损伤机制，运动康复可以从两方面入手：第一，肩胛骨稳定性训练；第二，肩关节周围肌肉灵活性训练、力量强化训练。

（一）肩胛骨稳定性训练

1. 前锯肌训练。

（1）激活前锯肌（图 1-2-4）：先稳定坐姿，让坐骨稳稳扎根，接着通过脚跟向前踩。收紧大腿肌肉，使膝盖和脚趾都指向天花板方向。头部向上带动上半身向上延伸，寻找脊柱的长度，保持从头顶到骶骨的脊柱呈一条直线拉长。将手掌置于髋部两侧，然后手向下推地板，伸直手臂，把肩部的前面部分向后带，注意胸腔上抬。保持这个姿势 3 个呼吸，然后略微弯曲手肘放松，接着再次撑起，每次都适当延长一点时间。当适应这个姿势后，就可以交叉脚踝，让坐骨离开地板，两手支撑，感受前锯肌的激活。

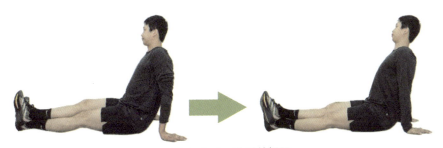

图 1-2-4　激活前锯肌

（2）动态手膝支撑位训练（图 1-2-5）：两手和两膝着地，膝盖位于髋关节正下方，手腕和手肘位于肩部正下方，保持脊柱处于中立位，目光看向前方不远处的地板，类似瑜伽中的猫牛式。收紧核心，左手撑地支撑身体，右手用手指尖从前向右后侧移动，使手臂伸直到右侧斜后方。将右手臂抬起至与肩部同高，转动手掌使其朝向身体方向（拇指一侧朝向地板）。保持抬头向前看，吸气时向前伸直手臂，手指向前方伸展，呼气时弯曲手肘，将手肘收回至肋骨右侧下方，同时收回肩部，手肘位置类似于足球守门员准备扑球时的状态。然后再重新向前伸直手臂，最后将右手放回地板。换另一侧重复相同动作，每侧各做 10 次为 1 组，共完成 3 组。

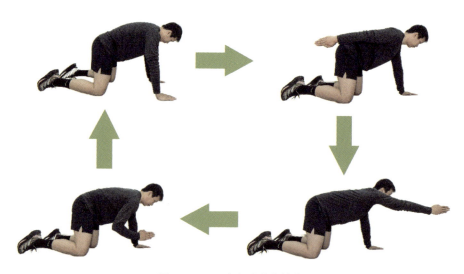

图 1-2-5　动态手膝支撑位训练

2. 菱形肌和中下束斜方肌训练。

（1）**俯卧位夹背**（图 1-2-6）：俯卧位，肩关节 90°外展，外旋，肘关节伸展，拇指朝上握拳。回缩肩胛部使肩胛周围稳定肌收缩，带动双手上抬，保持 1～3 秒后放松。每组 10～15 次，共完成 3 组。

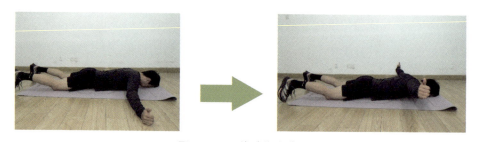

图 1-2-6　俯卧位夹背

（2）**坐姿划船**（图 1-2-7）：坐位，选择合适的弹力带并调整好重量。两手握住弹力带，两脚稳定。开始时轻握弹力带，保持上半身直立。用力收紧核心稳定上半身，回缩肩胛带动两手后拉弹力带，直至背部肌肉完全收紧，把手贴于腹部停止。保持这个姿势停留 3 秒后，两手缓慢回位，重复此动作，每组 10 ～ 15 个，共完成 3 组。

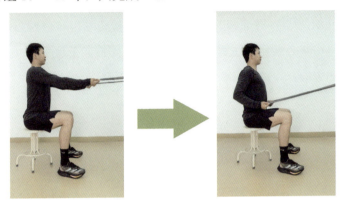

图 1-2-7　坐姿划船

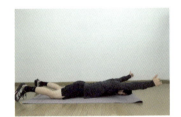

图 1-2-8　Y 形训练

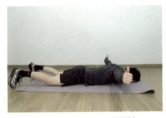

图 1-2-9　T 形训练

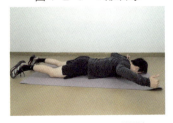

图 1-2-10　W 形训练

（3）"YTW"训练：

Y 形训练（图 1-2-8）：俯卧于瑜伽垫上，两脚放置于地面保持稳定，肩关节外展 150°，外旋，肘关节伸展，两手握拳拇指朝上（也可握住哑铃），进行肩部抗阻后伸。每组 5 ～ 10 次，共完成 3 组。

T 形训练（图 1-2-9）：俯卧于瑜伽垫上，两脚放置于地面保持稳定，肩关节外展 90°，外旋，肘关节伸展，两手握拳拇指朝上（也可握住哑铃），进行肩部外展。每组 5 ～ 10 次，共完成 3 组。

W 形训练（图 1-2-10）：俯卧于瑜伽垫上，两脚放置于地面保持稳定，手臂与肩部呈"W"字形，两手握拳拇指朝上（也可握住哑铃），进行肩部后伸。每组 5 ～ 10 次，共完成 3 组。

（二）肩关节周围肌肉训练

1.**外旋活动度训练和内旋肌离心训练**（图1-2-11）。仰卧位，肩外展 90°，肘屈曲 90°，在肘关节处垫毛巾，前臂与地面垂直，掌心朝前握住适当重量的哑铃，缓慢向下放手臂（朝向脚的方向）。每组 5 ～ 10 次，共完成 3 组。

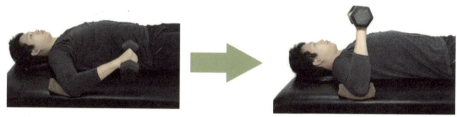

图 1-2-11　外旋活动度训练和内旋肌离心训练

2.**内旋活动度训练和外旋肌离心训练**（图 1-2-12）。患者仰卧位，肩外展 90°，肘屈曲 90°，在肘关节处垫毛巾，前臂与地面垂直，掌心朝前握住适当重量的哑铃，缓慢向上放手臂（朝向头的方向）。每组 5 ～ 10 次，共完成 3 组。

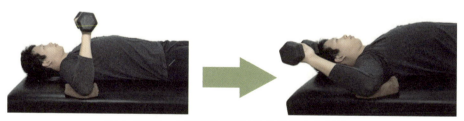

图 1-2-12　内旋活动度训练和外旋肌离心训练

第三节　肩峰下滑囊炎

一、概述

肩峰下滑囊炎又称三角肌下滑囊炎，是一种肩关节的软组织炎症，常见于过度使用肩关节或肩关节外伤，肩峰下滑囊被长期磨损和挤压而受损。肩峰下滑囊炎多发生于体操、划船、举重、排球、游泳、投掷、击剑等项目的运动员。

肩峰下滑囊位于三角肌的深面（里面）、肩峰下方、肱骨大结节的上方，像软软滑滑的充水气球一样垫在其中，在关节运动时起到润滑、减少肱骨和肩峰的磨损、缓冲撞击的作用（图1-3-1）。

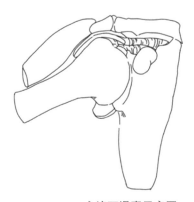

图 1-3-1　肩峰下滑囊示意图

肩峰下滑囊炎可为原发病变，也可能继发于其他病变。①原发病变：多为直接暴力损伤或肩部过度用力外展，三角肌过度收缩而挤压滑囊导致损伤（间接暴力）；也可能是由于上臂运动强度大，滑囊长期反复摩擦和被挤压而劳损。②继发病变：继发于滑囊周围软组织病变，如肌肉、肌腱损伤。

病变初期滑囊壁发生充血、水肿，继而出现囊壁增厚等情况（无菌性炎症）。到后期则可能出现组织纤维变性，相互粘连，阻碍上臂活动，引发疼痛。

二、症状、体征与诊断

肩峰下滑囊炎患者往往有外伤史或肩部活动过多、负担过重的病史（长期慢性损伤）。

慢性损伤一开始的表现不是很明显，后期开始出现疼痛并且逐渐加重，运动后疼痛加重，特别是上臂外展、外旋、后伸时（压迫滑囊）明显，导致活动受限。疾病后期会出现夜间痛，影响睡眠，患者甚至可能会痛醒。为减轻疼痛，患者常使肩处于内收内旋位，肩关节活动度逐渐缩小至完全消失。

我们可以借助以下方法辅助诊断肩峰下滑囊炎。

1. 压痛点：肩峰外下和前下、肱骨大结节等处有压痛。

2. 三角肌处肿块。

3. 疼痛：上肢主动外展，开始活动时不痛，在 $60º \sim 120º$ 范围内出现明显的疼痛。

4. 摩擦音：上肢外展至 $70º \sim 90º$，被动旋转时有摩擦音，功能障碍明显。

确诊还需要进行 X 线等检查。

三、运动康复方法

（一）急性期

急性期处理遵循 PRICE 原则。

1. P（protection，保护）。早期疼痛比较明显，可适当制动休息，减少流入损伤部位的血液，有效减轻疼痛和组织出血，防止再次活动而加重损伤。

2. R（rest，休息）。对于急性损伤应视伤情程度给予适当休息，以利于损伤的修复。

3. I（ice，冰敷）。冰敷能抑制感觉神经，起到麻醉、镇痛的作用。

4. C（compression，加压包扎）。冰敷后用弹性绷带对受伤部位进行加压包扎，可减少受伤部位出血，并起到辅助制动作用。

5. E（elevation，抬高患肢）。原则上适用于肢体远端的损伤，可降低患肢的血流量，减少出血，促进血液和淋巴回流，加速肿胀消退。

（二）伤后功能恢复期

伤后功能恢复期的运动康复方法则是从增加肩关节稳定性方面入手。

1. 冈下肌、小圆肌训练（图 1-3-2）。

站立位，患侧腋下夹一毛巾，上臂与前臂约 90°，拇指向上再握拳，上臂与躯干贴紧，紧握弹力带进行上臂抗阻外旋。每组 10 次，共完成 3 组。

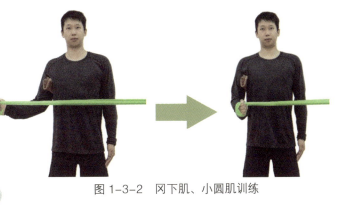

图 1-3-2　冈下肌、小圆肌训练

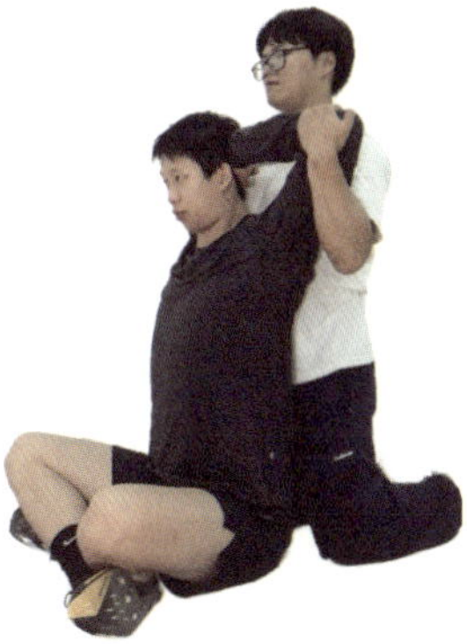

2. 胸大肌牵拉（图 1-3-3）。

坐位，患者两手交叉抱头。治疗师位于患者身后，从后面手向上握住患者上臂，并用腿抵住患者的脊柱以保持其稳定，两手向后、向上牵拉

图 1-3-3　胸大肌牵拉

患者的胸大肌，保持至少 60 秒。

3. 整体稳定性训练。

（1）瑜伽球滚动训练（图 1-3-4）：站立位，患侧手掌按住瑜伽球使其贴于墙面，肩胛带周围肌肉发力，带动瑜伽球做小范围的上下左右来回滚动。每组滚动 30 秒，共完成 3 组。

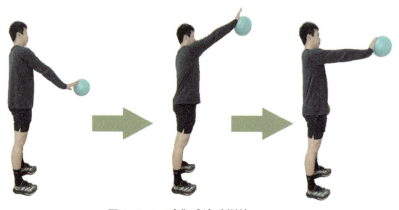

图 1-3-4　瑜伽球滚动训练

（2）"YTW" 训练（肩关节无痛范围内进行）：详见"肩关节撞击综合征"。

第四节　肱二头肌长头肌腱鞘炎

一、概述

肱二头肌长头肌腱鞘炎又称肱二头肌长头肌狭窄性腱鞘炎，是一种常见的肩关节周围软组织慢性疼痛性疾病。肱二头肌长头肌腱鞘炎多见于标枪、吊环、单杠、举重、游泳、划船、手球及排球等项目的运动员 [1]，也常见于中老年人，多为慢性劳损所致。

肱二头肌长头肌肌腱像绳子穿过结节间沟（大、小结节间），前方有肱骨横韧带固定（盂肱关节活动时 [2]），肌肉收缩带动其在结节间沟内滑动（图 1-4-1）。

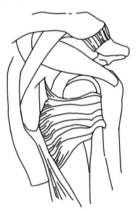

图 1-4-1　肱二头肌长头肌肌腱

上肢反复上举、转动活动时，肱二头肌长头肌肌腱反复滑动，在结节间沟内被长期挤压和磨损，形成创伤性炎症。尤其是在结节间沟有先天性变异或者骨质增生导致其变窄或变浅时，肱二头肌长头肌肌腱更易受损。此外，也可因外伤、被肩峰和肱骨头撞击 [3] 等而发病。

病变初期出现腱鞘充血、水肿，继而出现血液成分渗出、腱鞘增厚，最终引起肌腱与腱鞘的粘连，使肌腱滑动受阻，甚至不能滑动。

① 王煜.运动软组织损伤学 [M].成都：四川科学技术出版社，2010.
② 王煜.运动软组织损伤学 [M].成都：四川科学技术出版社，2010.
③ 田佳.运动创伤学 [M].北京：北京体育大学出版社，2008.

二、症状、体征与诊断

肱二头肌长头肌腱鞘炎患者往往有外伤史或有肩部活动过多、负担过重的历史，与需要长期活动肩关节的运动项目或工作性质有关。

疾病初期，肩部有不适、胀痛感，疼痛较轻、能够忍受。随着病情发展，疼痛逐渐加剧，甚至在夜间影响睡眠，并在过多活动患肢或者遭受轻微外伤时加剧。严重者肩关节活动受限。

我们可以借助以下方法辅助诊断肱二头肌长头肌腱鞘炎。

1.压痛。上臂上端前外侧（结节间沟）按压有强烈疼痛。

2.叶加森征（图1-4-2）。患者屈肘90º，前臂旋前。检查者握住患者手腕，用力使其前臂保持旋前位，患者同时做抗阻力的前臂旋后动作。患者肩前部结节间沟出现疼痛则为阳性。

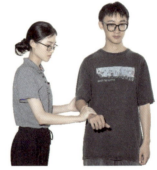

图1-4-2 叶加森征

3.勒丁顿征（图1-4-3）。患者两手抱住后脑勺，手掌与头部对抗用力（手掌往前用力、头部往后用力）。患者肩前部结节间沟处产生疼痛为阳性。

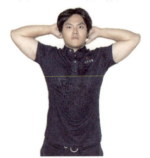

图1-4-3 勒丁顿征

4.斯比德试验（Speed's test）。

（1）**静态**（图1-4-4）：患者取站立位或坐位，患侧肩前屈90°，掌心向上，肘伸直。检查者一只手扶住患者肩部，另一只手在患者肘部施加向下的力，患者上肢抗

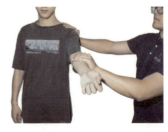

图1-4-4 斯比德试验（静态）

阻力维持姿势。患者肩前部结节间沟处出现疼痛即为阳性。

（2）动态（图 1-4-5）：患者取站立位或坐位，肩前屈90°，掌心朝上，肘伸直。检查者一只手扶住患者肩部，另一只手在患者肘部施加向下的力，患者上肢抗阻力慢慢放下，使肱二头肌做离心运动。患者肩前部结节间沟处出现疼痛为阳性。

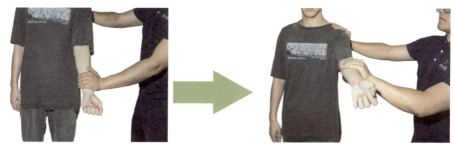

图 1-4-5　斯比德试验（动态）

确诊还需要进行 X 线、关节镜等检查。

三、运动康复方法

肱二头肌长头肌腱鞘炎大多由肩关节撞击综合征导致，所以要解决肱二头肌的损伤疼痛和炎症问题，先要解决肩关节撞击的问题。根据肩关节撞击综合征的处理原则，肱二头肌长头肌腱鞘炎应从两方面入手：第一，肱二头肌牵拉；第二，增加肩胛骨的稳定性（以肩胛骨后缩和盂肱关节外旋为主）。

（一）肱二头肌牵拉

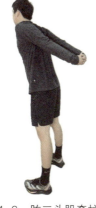

站立位，手指交叉，两手置于背后，靠近脊柱底部，伸直手臂（图 1-4-6）。尽可能高地在身后举起两手，直到感觉到牵拉，保持这个姿势30 ～ 60 秒。

图 1-4-6　肱二头肌牵拉

（二）肩关节稳定性训练

1. 静态稳定性训练（图 1-4-7）。两手肘支撑在瑜伽球上进行平板支撑，刚开始保持 15 秒，逐渐增加至 60 秒。使用肩关节周围肌肉发力，肩胛骨后缩保持稳定，同时核心收紧。

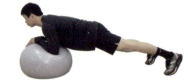

图 1-4-7　肩关节静态稳定性训练

2. 动态稳定性训练。

（1）**俯卧位**（图 1-4-8）：两手肘拿球，左手臂水平伸展出去，右手臂外展 90°、屈肘 90°，右手向地面松开球再抓住。注意，尽量保持肩关节不动，同时核心收紧。左右交替，每组 10 ～ 15 次，共完成 3 组。

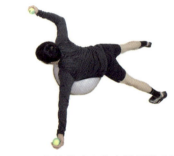

图 1-4-8　肩关节动态稳定性训练（俯卧位）

（2）**站立位**（图 1-4-9）：两膝微屈，两手握拳、大拇指朝上（也可手握重量合适的哑铃），双肩前屈 90° 为起始位置，再外展至与躯干呈 "T" 字形。每组 10 ～ 15 次，共完成 3 组。

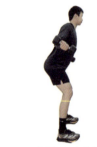

图 1-4-9　肩关节动态稳定性训练（站立位）

第五节　肩胛上神经麻痹

一、概述

肩胛上神经麻痹时多出现冈下肌萎缩，一般对肩部活动影响轻微。肩胛上神经麻痹较常见于排球运动员，也见于体操、举重、射击等项目的运动员。

肩胛上神经支配冈上肌和冈下肌，自臂丛发出后，向外下走行至肩胛骨上缘的肩胛切迹处，经肩胛上横韧带下侧分支至冈上窝与冈下窝，分别支配冈上肌与冈下肌（图1-5-1）。

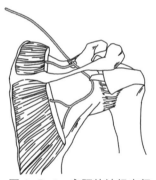

图1-5-1　肩胛处神经走行

上肢做抬起、放下运动时，肩胛上神经的冈下支反复摩擦劳损导致麻痹。此外，肩部的回环、转肩、肩关节过度后伸发力等动作也可导致肩胛上神经麻痹[1]。肩峰根部有肿块会压迫神经导致肩胛上神经麻痹。受伤后的神经会出现水肿、渗出、粘连、纤维增厚。

二、症状、体征与诊断

患者一般没有外伤史。

---

① 王予彬，王人卫.运动创伤学[M].北京：人民军医出版社，2006.

肩胛上神经麻痹起病缓慢，早期表现为肩胛部酸软不适，逐渐加重，之后肩部麻木酸痛。与正常侧相比，患侧上肢挥臂无力，控制力差，容易疲劳[①]。严重者出现肩外展、外旋障碍或不能，冈上肌和冈下肌萎缩，但表现可能不明显。

我们可以借助以下方法辅助诊断肩胛上神经麻痹。

1. 两侧对比发现患侧冈下窝凹陷。

2. 肩胛部有压痛，区域较为广泛，冈上窝、冈下窝均可能存在压痛，但压痛最明显的部位是肩锁关节内侧后方及冈上窝的外上方（相当于肩胛切迹的体表投影点）。

3. 患者肩部外展、外旋障碍。

4. 上臂交叉试验（图 1-5-2）：两臂前屈90°，在胸前交叉，肩部疼痛加重伴牵拉感为阳性[②]。

确诊还需要进行肌电图、CT、MRI 或 X 线等检查。

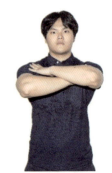

图 1-5-2　上臂交叉试验

三、运动康复方法

根据患者情况进行治疗，包括药物治疗、手术治疗、中医治疗等，疼痛症状基本缓解、神经麻痹症状减轻之后再进行运动康复治疗。运动康复治疗以维持肩胛骨稳定性为主（前锯肌训练、肩胛骨后缩训练），同时进行维持冈上肌和冈下肌力量的训练。

---

① 王予彬，王人卫.运动创伤学 [M].北京：人民军医出版社，2006.
② 贺业霖，朱俊琛，龚悦诚，等.彩色超声引导下针刀治疗肩胛上神经卡压综合征临床疗效观察 [J].河南中医，2020，40（5）.

（一）肩胛骨稳定性训练

1. **前锯肌训练：** 主要包括激活前锯肌和动态手膝支撑位训练，详见"肩关节撞击综合征"。

2. **菱形肌和中下束斜方肌训练：** 主要包括俯卧位夹背、坐姿划船和"YTW"训练，详见"肩关节撞击综合征"。

（二）冈上肌、冈下肌力量训练

进行肩关节抗阻外旋训练，详见"肩袖损伤"。

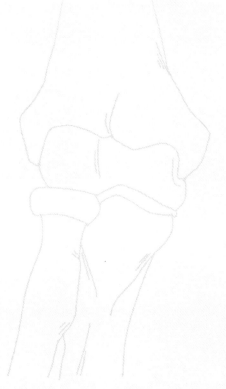

第二章

肘部损伤与运动康复

第一节　肘关节创伤性关节炎

一、概述

肘关节创伤性关节炎为肘关节受到创伤后继发的病变，是一类以肘关节疼痛、活动度下降、功能受限为主要临床表现的肘关节病。在运动创伤实践中，其在不同的运动项目又有不同的名称，如投掷肘、棒球肘、体操肘等，但本质都是肘关节创伤性关节炎[①]。

肘关节软骨像光滑的垫子，可以减小运动时关节部位的摩擦力，而且有较好的润滑作用，使关节不易受到损伤（图2-1-1）。

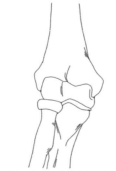

图 2-1-1　肘关节示意图

---

① 　王煜.运动软组织损伤学 [M]. 成都：四川科学技术出版社，2010.

肘关节创伤性关节炎是由于肘关节超常规范围的运动[1]，如过度后伸、过度屈曲、过度外展等，导致关节软骨被不断挤压、摩擦、撞击，受到长期磨损，久之引起疼痛，进而软骨下骨质也被磨损导致骨质增生，最终关节面大部分均被破坏。

病变初期，关节软骨表面粗糙，呈黄白色，失去光泽，继而出现龟裂、破碎，最终软骨下骨质外露，甚至脱落。之后骨质增生，出现骨刺等情况。

二、症状、体征与诊断

肘关节创伤性关节炎的患者多有外伤史，或长期从事重体力劳动、进行某些运动项目时出现错误动作。

疾病早期运动前后发生疼痛，热身活动结束后疼痛减轻或消失，肘关节伸屈功能正常。疾病晚期，运动过程时也发生疼痛，肘关节活动度下降、功能受限等症状逐渐加重，有时活动会有响声。

我们可以借助以下方法辅助诊断肘关节创伤性关节炎。

1. 肘关节屈伸范围缩小、疼痛、僵硬。

2. 尺骨鹰嘴周围有压痛，个别可摸到关节鼠[2]。

确诊还需要进行 MRI（一般用于早期诊断）、X 线（首选检查）或 CT（用于鉴别诊断）等检查。

三、运动康复方法

根据疾病的不同阶段，治疗方法有所不同。早期一般采取

---

[1]　王煜 . 运动软组织损伤学 [M]. 成都：四川科学技术出版社，2010.
[2]　关节鼠：关节内游离体的俗称，指关节内脱落的骨或软骨性结构，因其可以像老鼠一样在关节内来回活动，故名关节鼠。

运动康复治疗，晚期通常需要手术治疗[①]。这里着重介绍早期运动康复治疗方法。

（一）纠正错误的技术动作

在进行一些肘关节大量参与的运动项目时，需要先明确准确的技术动作，之后再投入训练，并在训练中及时纠正错误的技术动作并注意进行合理的休息。在训练时也可以使用护肘或肘关节粘膏支持带。

（二）强化肘关节周围肌肉力量

1. **站姿反握曲杆杠铃弯举**（图2-1-2）。站立位，收腹挺胸，采取较窄握距，两手掌心向后抓握曲杆杠铃，上臂与躯干贴紧并完成弯举。刚开始练习时重量可适当小一点，后期逐渐增加。每组5～10次，共完成2～3组，组间休息45秒。

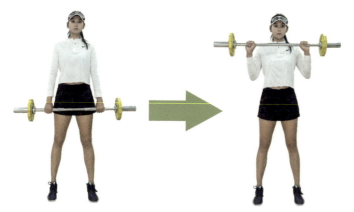

图 2-1-2　站姿反握曲杆杠铃弯举

2. **站姿曲杆杠铃弯举**（图2-1-3）。站立位，收紧核心，前臂旋后，上臂与躯干贴紧，两手掌心向前握住曲杆杠铃（选择合适的重量）。呼气，有控制地弯曲手臂，收紧肱二头肌；

---

① 　田佳.运动创伤学 [M]. 北京：北京体育大学出版社，2008.

吸气，离心控制还原动作。重复以上过程，该动作以慢速控制为主。每组 15～20 次，共完成 2～3 组，组间休息 45 秒。

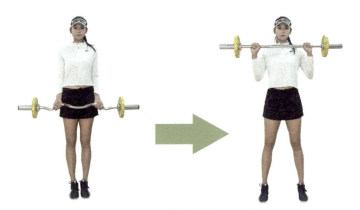

图 2-1-3　站姿曲杆杠铃弯举

3. 坐姿哑铃外旋弯举（图 2-1-4）。坐位，手持哑铃，手臂垂于身体两侧，保持背部平直。呼气，两臂同时外旋向上弯举，收紧肱二头肌；呼气，还原动作。刚开始练习时重量可适当轻一点，后期逐渐增加。重复以上过程，每组 8～12 次，共完成 2～3 组，组间休息 60 秒。

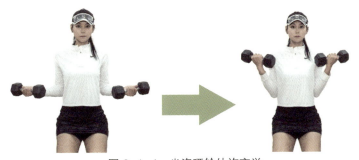

图 2-1-4　坐姿哑铃外旋弯举

4. 坐姿托臂杠铃弯举（图 2-1-5）。坐位，上臂贴紧躯干并放置在器械上，两手握紧杠铃杆，保持背部平直。呼气，两臂向上弯举，收紧肱二头肌；吸气，还原动作。刚开始练习时重量可适当轻一点，后期逐渐增加。重复以上过程，每组 8 ～ 12 次，共完成 2 ～ 3 组，组间休息 60 秒。

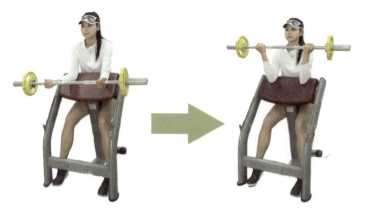

图 2-1-5　坐姿托臂杠铃弯举

（三）强化核心力量

1. **腹式呼吸（内核心）**（图 2-1-6）。仰卧位，缓慢地用鼻吸气，将空气引入肺部，并同时让腹部向前向上膨胀。感受膈肌向下移动，使肺部得以扩张。在吸气达到顶峰后，缓慢地用嘴呼气，同时腹部向下或内收缩。这时膈肌会向上移动，排出空气。整个呼吸过程需要均匀且有节奏地完成。每组 10 ～ 12 次，共完成 2 组。

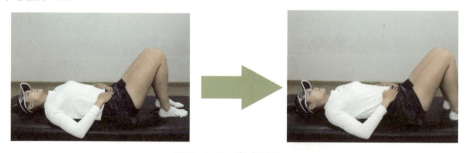

图 2-1-6　腹式呼吸

2. **卷腹（外核心）**（图 2-1-7）。仰卧位，手臂伸直放在身体两边或放于脑后。屈髋屈膝，两脚踩在地面上。在进行卷腹动作时，需要收紧腹部肌肉，并缓慢地卷起身体。卷起身体时，手臂可以伸直并放在膝盖上方，然后再缓慢地将身体伸展回起始位置。在完成每个动作时，要确保腹部肌肉收紧，身体保持平衡，并避免使用脖子或手臂的力量来帮助完成动作。每组 15 ～ 20 次，共完成 3 组，组间休息 45 秒。

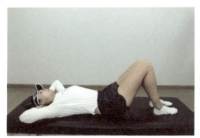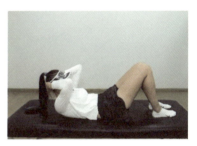

图 2-1-7　卷腹

（四）局部放松按摩

可使用按摩推拿中的拿法、捏法、滚法等手法松解肘关节周围肌肉，缓解肌肉疲劳。

第二节　肘内侧肌肉韧带装置损伤

一、概述

肘内侧肌肉韧带装置损伤多发于肘内侧关节囊、韧带或上臂骨内侧肌肉附着点，常见于标枪、垒球、体操和举重项目的运动员。

肘内侧韧带可分为前束、后束和横束，共同控制肘部的屈伸运动（图2-2-1）。前束又分成上下两部分，肘部伸直时上部紧张，肘部弯曲时下部紧张。前束与肘关节稳定性有密切关系。后束和横束与关节囊相结合，使关节囊增厚。

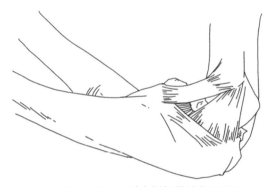

图 2-2-1 肘内侧韧带结构示意图

任何暴力引起前臂过度外翻、过伸的动作，都可能导致肘内侧韧带被猛烈牵拉，造成肘内侧肌肉韧带装置损伤。例如，外力直接作用于肘内侧引起韧带局部的挫伤、挤压，部分断裂或完全断裂，以及因前臂部分肌肉突然主动收缩，造成内侧韧带或肌肉的损伤。

根据发病急缓，可分为急性肘内侧肌肉韧带装置损伤和慢性肘内侧肌肉韧带装置损伤。

急性肘内侧肌肉韧带装置损伤一般起病迅速，根据外力大小和损伤程度不同，可为单纯韧带肌肉损伤，以及伴有神经损伤等。患者常有肘内侧局部严重肿胀，关节不敢活动，可伴有患处明显的皮下出血。若由较大暴力导致的急性损伤，可因肘内侧肌肉韧带装置的完全撕裂而并发肘关节脱位或半脱位。

在慢性反复性损伤中，可出现肘内侧肌肉韧带的重复损伤，出现炎症反应。病变后期，可有韧带松弛，局部疼痛和无力，严重者出现关节囊或韧带的钙化，甚至是肌肉附着点骨质增生。慢性肘内侧肌肉韧带装置损伤患者，日常生活中往往反复出现肘内侧疼痛，或在做需要肘部支撑的动作时，动作不能完全到位或突然感觉不能发力。

二、症状、体征与诊断

肘内侧肌肉韧带装置损伤患者常有急性受伤史或慢性劳损史。

急性患者常有肘内侧肿胀，功能受限，触痛明显，有时按压可有凹陷感，甚至可触到肌肉断端，晚期则出现关节不稳。慢性患者多有肘内侧持续性钝痛，开始活动时和重复受伤动作时疼痛加重，休息后疼痛缓解，常感前臂无力和工作能力下降。

我们可以借助以下方法辅助诊断肘内侧肌肉韧带装置损伤。

1. 被动肘外翻应力试验：患者手臂侧平举，掌心朝前。检查者主动屈伸活动患者的手肘，同时对患者手肘施加适当外翻力。在外翻60°～120°时出现疼痛或有内侧开口感为阳性。

2. 抗阻握拳肘外翻试验（图2-2-2）：患者用力握拳，检查者一只手握住患者手腕向外侧拉，另一只手握住患者肘部向内侧推。如果有开口感，说明肘内侧韧带及肘内侧肌群都存在断裂。如果无开口感，而放松不用力时有肘内侧开口感，说明肘内侧韧带全层断裂。该试验阳性可伴有疼痛和恐惧感。

确诊还需要进行X线、MRI、关节镜等检查。

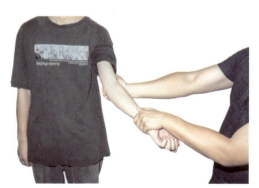

图2-2-2　抗阻握拳肘外翻试验

三、运动康复方法

肘内侧肌肉韧带装置损伤的运动康复分为两个时期，首先是急性期，其次是伤后功能恢复期。急性期处理以轻柔、缓慢的动作训练为原则，伤后功能恢复期主要从两个方面入手：第一，进行肘内侧肌肉韧带装置的柔韧性练习，放松肘关节周围软组织；第二，纠正肘关节错误的生物力学关系，使其恢复正常的活动轨迹。

（一）急性期

在疼痛可控时，以 PRICE 原则控制炎症（详见"肩峰下滑囊炎"）。在发生急性损伤的 48 小时内，可以每天冰敷疼痛部位 3～4 次，以缓解肿胀和疼痛。注意每次冰敷 15～20 分钟，不宜超过 20 分钟。适当加压包扎疼痛部位，有助于限制肿胀和减轻疼痛，但包扎力度需适中，否则易出现血液循环不良，延长康复时间。患者取站立位，患侧手搭对侧肩部，健侧手握住患侧肘关节并将其抬高至稍高于心脏水平，此动作有益于改善血液循环、消除肿胀。

（二）伤后功能恢复期

1. 肘内侧肌肉韧带装置柔韧性训练

（1）**肘关节轻柔按法**：从前臂外侧中段至上臂中段轻柔按压，辅以药酒，舒筋活络。自下而上反复进行，注意手法不应引起肘内侧疼痛。每次按压 2 分钟左右，可轻抚，亦可轻捏上肢，促进血液循环，达到消肿效果。

（2）**腕伸肌牵拉**（图 2-2-3）：站立位，患侧肩关节前屈 90°，对侧手抓握患侧手背用力，使其向下活动（掌心朝向自己）。此时患侧手背部肌肉感觉到明显牵拉感，甚至患侧前臂均有牵拉感。

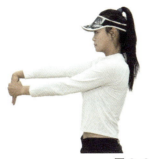
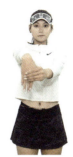

图 2-2-3　腕伸肌牵拉

（3）腕屈肌牵拉（图 2-2-4）：站立位，患侧肩关节前屈 90°，对侧手抓握患侧手掌用力，使其向下活动（掌心朝向对面）。此时患侧手臂内侧肌肉感觉到明显牵拉感，甚至患侧肘关节内侧也有牵拉感。

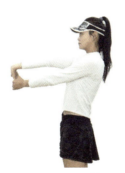
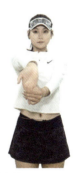

图 2-2-4　腕屈肌牵拉

配合肘关节松动手法，治疗效果明显。请在治疗师的协助下进行训练。

2. 纠正肘关节错误的生物力学关系

（1）五指抓握训练：坐位，腕关节固定，五指先完全打开，接着完全握紧至捏成拳头，此为完成一个动作（图 2-2-5）。过程中感受手掌掌背用力，动作应缓慢。如无法感受五指用力部位，建议购买合适重量的握力球进行五指抓握训练（图 2-2-6）。

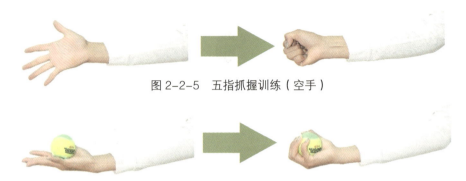

图 2-2-5　五指抓握训练（空手）

图 2-2-6　五指抓握训练（握力球）

（2）**手腕屈伸训练**（图 2-2-7）：坐位，患侧手握拳，肘关节悬空（可用健侧手轻轻托住），上肢紧贴身体，腕关节前后屈伸运动。要求动作缓慢，感受手肘内侧和手臂轻微的牵拉感，反复进行。

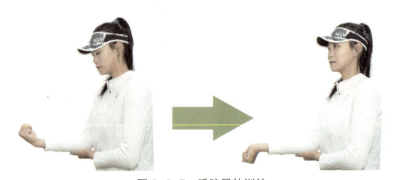

图 2-2-7　手腕屈伸训练

（3）**肘关节屈伸训练**（图 2-2-8）：站立位，患侧手握拳，肘关节悬空，前臂放于躯干前方，肘关节前后屈伸运动。要求动作缓慢，感受大臂内外侧肌肉的活动，反复进行。此动作应在肘内侧疼痛程度明显减轻后再安排进训练计划。

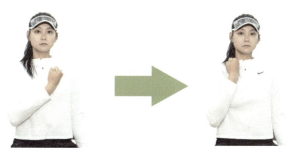

图 2-2-8　肘关节屈伸训练

（4）肘关节内外旋训练（图 2-2-9）：坐位，患侧手横握住签字笔，肘关节放于桌面，前臂放于躯干前方，进行腕关节不移动、肘关节外旋训练。可以签字笔为标志，将签字笔逆时针旋转。要求动作缓慢，感受小臂外侧肌肉的活动，反复进行。此动作应在肘内侧疼痛程度明显减轻后再安排进训练计划。

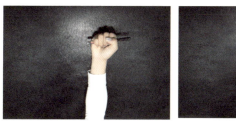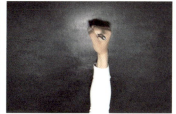

图 2-2-9　肘关节内外旋训练

第三节　肘外侧疼痛综合征

一、概述

肘外侧疼痛综合征因多发于网球运动员又被称为网球肘（tennis elbow），是肱骨外上髁处的常见慢性损伤性炎症。肘外侧疼痛综合征常见于网球、乒乓球、击剑、羽毛球等项目的运动员，也可见于其他劳作作业人员，如从事转螺丝刀、锤击等作业人员。

肘外侧疼痛综合征的主要病变是前臂伸肌的慢性炎症，而肱骨外上髁是前臂伸肌群的附着处。前臂伸肌群的过度牵拉，如跌扑挫伤，强力转肘，腕部反复用力过猛、过久或较长时间提携、抛掷重物等，均会引起肱骨外上髁炎性病变。当反复长期重复这种动作即可引起肘外侧疼痛综合征。因此，凡需反复用力活动腕部的职业和生活动作均可导致这种损伤。此外，平时不经常进行体育活动的中老年文职人员，因肌肉缺乏锻炼，即使是短期提重物也可能出现这种损伤，如搬运家具等。

肘外侧疼痛综合征多数起病缓慢，患者的疼痛一般逐渐出现。开始时，仅在做某一动作时肘关节拇指侧疼痛，少数疼痛累及上臂和肩部。患者往往握物时不敢着力握持，在握锹、拧毛巾、打毛线等运动时均感疼痛、乏力，并有酸胀感，休息后可缓解。之后疼痛变为持续性，会影响睡眠及休息。[①]

二、症状、体征与诊断

患者多无明显外伤史，但可能有长期伸腕动作负荷过度、过多的历史。非运动员发病年龄多见于 40～50 岁，男性略多于女性。

患者有明显疼痛和肱骨外上髁的压痛（图 2-3-1），少数患者局部轻度红肿。

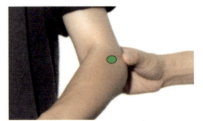

图 2-3-1　肱骨外上髁压痛点

我们可以借助以下方法辅助诊断肘外侧疼痛综合征。

---

① 黄桂成，王拥军.中医骨伤科学 [M].5 版 . 北京：中国中医药出版社，2021.

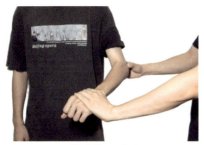

图 2-3-2　伸腕抗阻试验

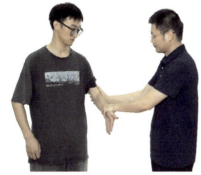

图 2-3-3　前臂抗阻旋后试验

1. 伸腕抗阻试验（Cozen 征）（图 2-3-2）。患者患侧手肘微屈，掌心朝下，检查者一只手托住患者前臂，另一只手加外力于患者腕背侧，令患者用力背伸腕关节。肱骨外上髁出现疼痛为阳性。

2. 前臂抗阻旋后试验（图 2-3-3）。患者患侧屈肘，掌心朝侧面，检查者一只手握住患者肘后部，另一只手握住患者腕部，令患者抗阻力使掌心朝上。此时，肱骨外上髁出现疼痛为阳性。

3.Mill 试验（图 2-3-4）。患者患侧屈肘、屈腕、手握拳。检查者握住患者手部使其前臂被动向内旋，并逐渐伸直肘关节。过程中如肱骨外上髁出现疼痛即为阳性。

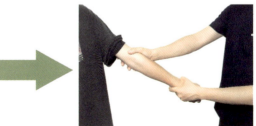

图 2-3-4　Mill 试验

确诊还需要进行 X 线、MRI 等检查。

三、运动康复方法

（一）急性期

肘外侧疼痛综合征的急性期处理与肘内侧肌肉韧带装置损

伤基本相同。

（二）伤后功能恢复期

肘外侧疼痛综合征的运动康复主要从两个方面入手：第一，进行肘外侧肌肉韧带装置柔韧性训练，放松肘关节周围软组织；第二，纠正肘关节错误的生物力学关系，使其恢复正常的活动轨迹。

1. 肘外侧肌肉韧带装置柔韧性训练。

（1）肘关节外侧轻柔按法：详见"肘内侧肌肉韧带装置损伤"。

（2）腕伸肌牵拉：详见"肘内侧肌肉韧带装置损伤"。

（3）腕屈肌牵拉：详见"肘内侧肌肉韧带装置损伤"。

（4）水平屈腕屈肘训练（图2-3-5）：两脚自然站立，患侧肩关节前屈90°，掌心朝向身体内侧，握拳，水平屈腕屈肘，反复进行。训练时不应感到肘外侧疼痛。

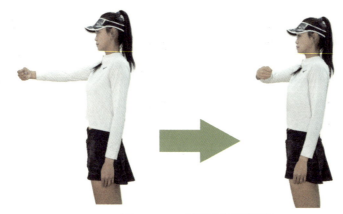

图2-3-5 水平屈腕屈肘训练

配合肘关节松动手法，治疗效果明显。请在治疗师的协助下进行训练。

2.纠正肘关节错误的生物力学关系。

长时间肘外侧疼痛且未采取有效治疗措施的患者，可出现肘关节内旋受限，严重者出现肘关节各方向活动度受限。此时首先应进行肘关节内外旋训练，配合肘关节屈伸训练。

（1）肘关节内外旋训练：详见"肘内侧肌肉韧带装置损伤"。

（2）肘关节屈伸训练：详见"肘内侧肌肉韧带装置损伤"。

第四节　肘关节创伤性滑膜炎

一、概述

肘关节创伤性滑膜炎是由肘部骨折、脱位或扭伤引起的创伤性滑膜炎，以肘关节肿痛为主要特点，常见于标枪、体操和举重等项目的运动员。

肘关节创伤性滑膜炎由运动过量或者外伤所致。

造成该损伤的情况有两种：一是急性损伤，由于上肢的"挥鞭"动作（图2-4-1）或直臂的突然支撑，导致关节某部嵌入滑膜挤伤，造成局部滑膜炎。二是慢性劳损，主要是由于软骨摩擦，碎屑落入关节内，刺激滑膜造成的早期骨关节炎，关节内有积液且滑膜肥厚，造成疼痛。受挤压的滑膜会出现充血、水肿等改变，形成疼痛。

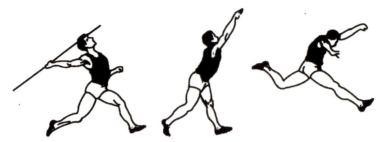

图 2-4-1 投掷标枪的"挥鞭"动作

二、症状、体征和诊断

患者常有肘关节过伸损伤史或劳损史。

肘关节过伸疼痛，活动受限，半屈支撑起时发生疼痛。肘外侧关节间隙饱满，接触时有滑膜肥厚感[①]。关节间隙有压痛和挤压痛。常见受伤部位：鹰嘴窝滑膜、滑车间滑膜、肱桡关节间滑膜。

检查者一只手握住患者前臂，另一只手的拇指尖将关节间隙受伤的滑膜按入关节间隙，再同时将患者肘伸直，这时肘部受伤部出现刺痛难忍，即可初步诊断。

三、运动康复方法

以下运动康复方法均在疼痛减轻或无疼痛之后进行，并且前期训练时应适当减小强度。

肘关节创伤性滑膜炎的运动康复主要从以下两个方面入手：第一，肘关节周围肌肉牵拉；第二，肘关节周围肌肉锻炼。

（一）肘关节周围肌肉牵拉

1.肱二头肌牵拉（图2-4-2）。站立位，手肘伸直，

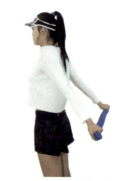

---

① 滑膜肥厚感：滑膜炎会刺激滑膜，出现增生、增厚的现象。

图 2-4-2 肱二头肌牵拉

手臂向身体后方伸展（可以找个东西抓住，两手尽量比肩低或者与肩同高）。身体向对侧旋转，如牵拉右手身体就向左旋转。牵拉到有轻微痛感、轻微撕扯感即可，每侧保持30秒。

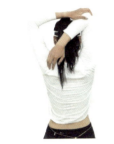

图 2-4-3　肱三头肌牵拉

2.**肱三头肌牵拉**（图 2-4-3）。站立位，两脚分开与肩同宽。轻微弯曲两膝，骨盆前倾，提胸。将右臂举至脑后，肘部弯曲，目的是要将肘部移到脑后中央、右手落在左侧肩胛骨之间。左手抓住右侧肘部，在右侧肘部保持不动的同时，左手轻拉右侧肘部以强化牵拉。放松肘部，另一侧重复以上动作。

3.**前臂旋前肌牵拉**（图 2-4-4）。站立位，两手伸直，右手掌心向内，左手抓住右手，将右手掌向身体方向牵拉，牵拉过程中手肘不要弯曲。每组保持30秒，共完成5组。交换两手重复上述步骤。

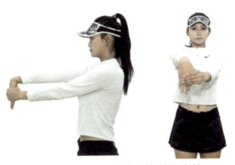

图 2-4-4　前臂旋前肌牵拉

4.**前臂旋后肌牵拉**（图 2-4-5）。站立位，两手伸直，右手掌心向外，左手抓住右手，将右手掌向身体方向牵拉，牵拉过程中手肘不要弯曲。每组保持30秒，共完成5组。交换两手重复上述步骤。

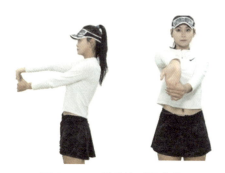

图 2-4-5 前臂旋后肌牵拉

（二）肘关节周围肌肉锻炼

1. 肱二头肌锻炼。

（1）无重力弯举（图 2-4-6）：站立位，主动屈伸肘关节。

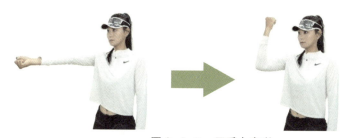

图 2-4-6 无重力弯举

（2）哑铃屈伸抗阻运动（图 2-4-7）：站立位，两脚分开与肩同宽。两手各抓握一个哑铃，左右手交替做肘关节屈伸运动。每组 5 次，共完成 5 组。

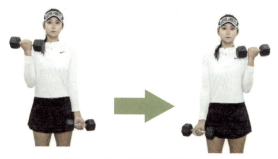

图 2-4-7 哑铃屈伸抗阻运动

2. 肱三头肌锻炼（图 2-4-8）。俯卧位，两手掌、两脚脚尖接触地面，将身体保持在一条直线（如有需要也可以抬高腿部）进行俯卧撑，弯曲肘部将身体靠近地面，从 1 数到 2，再伸直手臂将身体推离地面，从 1 数到 4。弯曲肘部时，肘关节越靠近身体，越能激活肱三头肌。每组 5 次，共完成 5 组。

图 2-4-8　肱三头肌锻炼

3. 徒手挥鞭动作训练（图 2-4-9）。做徒手挥鞭动作时，可克服自身阻力使得肢体近端到远端依次加速制动，使得末端产生极大的加速度。这一动作类似于投掷标枪时的上肢动作。以右手为例，首先右臂水平外展至身后，右肩向右转动，髋轴向右转动，右肩继续向右转动，当转动到最大幅度时，髋关节开始发力向左转动带动身体向左转动，再带动大臂向前伸，再带动小臂向前挥出。该动作可在坐位或站位下完成，核心收紧，患侧上肢先反弓，然后缓慢地、有控制地向前做鞭打、挥鞭样动作，注意末端控制。

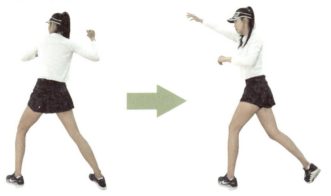

图 2-4-9　徒手挥鞭动作训练

第三章

腕和手损伤与运动康复

第一节　腕凸综合征

一、概述

腕凸综合征是第2、第3腕掌关节背侧异常增生的骨性突起引起疼痛的病变。因患者常有腕背侧凸起，又称为腕凸症。

第2、第3腕掌关节分别由大多角骨、小多角骨、第2掌骨底、头状骨与第3掌骨底构成[①]，掌骨底背侧面均有肌肉附着，起到伸腕作用（图3-1-1）。作为腕骨与掌骨间的关节连接，关节周围有紧张的关节囊和韧带，因此第2、第3腕掌关节的运动幅度很小[②]。

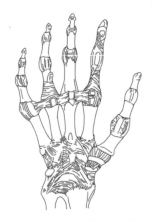

图3-1-1　腕掌关节示意图

---

① 王煜.运动软组织损伤学 [M]. 成都：四川科学技术出版社，2010.
② 黄晓琳，敖丽娟.人体运动学 [M].北京：人民卫生出版社，2018.

一般认为腕凸综合征由两类原因导致：因暴力冲击的背伸过度，使第 2、第 3 掌骨与腕骨剧烈碰撞致伤或腕部长期负重背伸，关节长期碰撞挤压出现增生性骨关节炎的骨性挤压伤；也可因长期抗阻力伸腕，使肌腱止点发生病理改变，继而发生相应腕骨增生的肌腱牵拉伤。

二、症状、体征与诊断

腕凸综合征患者常有急性损伤史或腕部背伸的劳损史。

临床上通常可以观察到患者的患侧第 2、第 3 腕掌关节背侧凸起，疼痛部位较为明显，局部有压痛感，可出现手腕无力的症状，背伸时可能有背伸痛。

我们可以借助以下方法辅助诊断腕凸综合征。

1. **疼痛体征**：腕部用力时疼痛程度加重，局部有压痛，但关节活动度不受限或轻微下降。

2. **掌骨应力加载试验**。检查者两只手分别握住患者的第 2、第 3 掌骨和对应腕骨，主动屈伸患者的掌骨并沿第 2、第 3 掌骨方向施压，如出现疼痛为阳性[①]。

确诊还需要进行 X 线检查。

三、运动康复方法

腕凸综合征的运动康复主要从三个方面入手：第

---

① 曲绵域，田得祥. 运动创伤检查法 [M].2 版. 北京：北京大学医学出版社，2013.

一，纠正第2、第3腕掌关节错误的生物力学关系，使其恢复正常的活动轨迹；第二，增加腕掌关节柔韧性，降低关节压力；第三，佩戴辅助腕带，减少损伤的发生。

（一）纠正第2、第3腕掌关节错误的生物力学关系

1. 腕屈肌肌群训练。

（1）**五指靠墙静撑**（图3-1-2）：站立位，五指放于平滑墙面，手掌紧贴墙面，五指稳定，手掌缓慢地向墙面用力压，维持15秒，五指放松。反复进行。

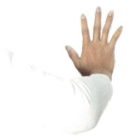

图3-1-2　五指靠墙静撑

（2）**弹力带腕屈肌训练**（图3-1-3）：站立位，选取合适的弹力带，固定弹力带一端，另一端缠绕于患侧手掌，屈伸手腕拉动弹力带。屈腕时手腕用力，伸腕时手腕放松。反复进行。

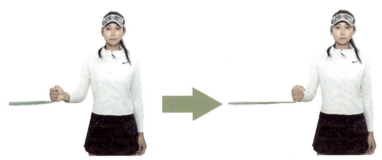

图3-1-3　弹力带腕屈肌训练

2.五指抓握训练。详见"肘内侧肌肉韧带装置损伤"。

（二）增加腕掌关节柔韧性

1.腕关节放松训练（8字转动）（图3-1-4）。站立位，健侧手拇指和示指握住患侧手手腕前方，向手指方向轻微拉动使腕关节分离，健侧手带动患侧手沿"8"字顺序运动，感受腕关节的活动。

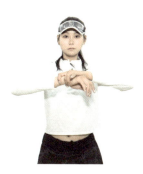

图3-1-4　腕关节放松训练（8字转动）

2.腕伸肌牵拉。详见"肘内侧肌肉韧带装置损伤"。

（三）佩戴辅助腕带

在疼痛初期，建议减少刺激疼痛的动作。当疼痛动作难以避免时，建议使用腕带或弹力绷带保护腕部，严格控制腕部背伸动作。对于骨突较大和疼痛刺激严重的患者，建议使用托板固定，在固定期间，必须进行抓握训练和腕关节的功能训练，避免出现由固定导致的关节僵硬。

第二节　腕关节创伤性滑膜炎

一、概述

腕关节创伤性滑膜炎是腕部关节囊内滑膜层受到损伤刺激产生的炎症，造成关节液分泌失调形成积液的一种关节病变。此病常见于经常摔倒的运动项目运动员[1]，如排球、篮球、足球运动员。

腕部有很多的关节囊，有的单独存在，有的彼此相通[2]。关节囊内层是滑膜层，是关节囊内表面的一层膜，滑膜能够产生关节液，为关节的活动提供"润滑液"。滑膜是一种袋状组织，正常情况下闭合后可以防止关节液外漏，这也就是损伤后形成关节积液的原因。

根据发病急缓，腕关节创伤性滑膜炎可分为急性腕关节创伤性滑膜炎和慢性腕关节创伤性滑膜炎。

急性患者一般起病迅速，多为腕部扭转、击挫及牵拉损伤直接或间接导致腕关节滑膜层损伤并引起炎症反应，渗液增多，形成关节积液。病变初期患者常出现关节肿胀、疼痛、功能障碍等一系列症状，严重者会发生出血性关节积液。病变后期可发生骨关节炎等。

慢性患者发病较为缓慢，由急性腕关节创伤性滑膜炎治疗不彻底转变而来，或长期过度使用手腕导致的慢性损伤积累所致。腕关节在一定范围内活动无明显疼痛，超过此范围则有明显钝痛。慢性腕关节创伤性滑膜炎多见于中老年人、腕关节负

---

① 田佳.运动创伤学 [M].北京：北京体育大学出版社，2008.
② 王煜.运动软组织损伤学 [M].成都：四川科学技术出版社，2010.

担过重者。

二、症状、体征与诊断

患者常有急性受伤史或长期使用手腕过多史。

患者只在受伤瞬间感觉疼痛，腕关节活动无明显异常。此后腕关节出现肿胀并伴疼痛、活动受限，活动度加大后有钝痛感。腕关节创伤性滑膜炎常合并韧带损伤，一般在患侧韧带牵拉方向发生疼痛，且有明显压痛。

我们可以借助以下方法辅助诊断腕关节创伤性滑膜炎。

1. 关节触诊可有捻发感，并伴有明显背伸痛和活动限制。

2. 发生关节积液时，手腕背出现横行肿胀，积液过多时甚至有液体波动感。

确诊还需要进行 MRI 或关节镜检查。

三、运动康复方法

腕关节创伤性滑膜炎的运动康复主要从三个方面入手：第一，急性期处理；第二，加强腕关节的中心对位关系，强调腕关节正常的运动模式；第三,增加腕关节柔韧性,降低关节压力。

（一）急性期处理

如患者急性期表现为腕关节活动困难和疼痛难忍，建议及时入院就诊。可口服药物控制疼痛，严重者经医生判断入院实行关节镜手术。在疼痛可控时，以 PRICE 原则控制炎症（详见"肩峰下滑囊炎"）。在发生急性损伤的 48 小时内，可以每天冰敷疼痛部位 3 ～ 4 次，以缓解肿胀和疼痛。注意每次冰敷 15 ～ 20 分钟，不宜超过 20 分钟。适当加压包扎疼痛部位，有助于限制肿胀和减轻疼痛，但包扎力度需适中，否则易出现血液循环不良，延长康复时间。患者取站立位，健侧手握住患侧手并把腕关节放于胸前，稍高于心脏，这一姿势有益于改善血液循环、消除肿胀。

（二）加强腕关节的中心对位关系

1. 五指靠墙静撑：详见"腕凸综合征"。

2. 五指抓握训练：详见"肘内侧肌肉韧带装置损伤"。

（三）增加腕关节柔韧性

1. 腕关节放松训练（8字转动）：详见"腕凸综合征"。

2. 腕伸肌牵拉：详见"肘内侧肌肉韧带装置损伤"。

3. 腕屈肌牵拉：详见"肘内侧肌肉韧带装置损伤"。

第三节　尺神经麻痹

一、概述

尺神经麻痹是指尺神经损伤后出现的功能障碍。尺神经麻痹是一种常见的神经系统疾病，射击、乒乓球、游泳等项目的运动员易发此病。

尺神经位于上臂小手指侧，是上肢的重要神经之一，主要负责控制上肢特定肌肉（尺侧腕屈肌、小指展肌等），并支配手内侧半、小指和无名指内侧半的感觉。尺神经在肘后方处靠近体表，易受累。

一般认为尺神经麻痹由三类原因导致：骨折畸形愈合等造成的挤压伤、骨折或脱位等造成的牵拉伤、挫伤造成的撕裂伤。

临床上发病初期有明显疼痛及皮肤感觉障碍（图3-3-1），后期可能出现手指畸形、肌肉运动障碍、肌肉麻痹甚至萎缩，常持续数周或数月。

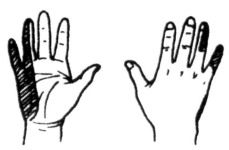

图3-3-1　尺神经麻痹导致皮肤感觉障碍

二、症状、体征与诊断

该类患者常有外伤史或肘部骨折史。

临床上通常可以观察到患者手部小肌肉的运动功能丧失，手指分开、合拢受限[1]，甚至单个手指的精细动作（包括捏、抓、握、推、夹等）也受限甚至丧失。由于尺神经支配的肌肉麻痹，而其余肌肉正常，肌力失衡的情况下，手向拇指侧偏斜，拇指外展。同时手部小肌肉萎缩导致手掌凹陷，小指动作丧失，同样呈现外展位。同时出现典型症状：无名指和小指无法伸直，状如鹰爪，故称爪形手（图3-3-2）。[2]

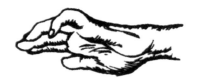

图3-3-2　爪形手

---

① 武煜明.系统解剖学[M].2版.北京：中国中医药出版社，2018.
② 曲绵域，田得祥.运动创伤检查法[M].2版.北京：北京大学医学出版社，2013.

我们可以借助以下方法辅助诊断尺神经麻痹。

1.捏纸试验（图3-3-3）：患者将一张纸片放在拇指和示指间夹紧，如检查者能轻易地抽出纸片，即为阳性。

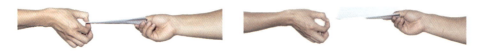

图3-3-3　捏纸试验

2.Froment征（图3-3-4）：患者示指用力与拇指对指时，两者若不能捏成"O"形，即为阳性。

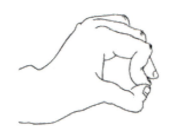

图3-3-4　Froment征阳性

确诊还需要进行CT、肌电图等检查。

三、运动康复方法

尺神经麻痹的运动康复主要从两个方面入手：第一，加强手部的本体感觉输入；第二，训练尺神经支配及手部肌肉。注意，建议先前往医院进行治疗，解除神经的压迫，以下运动康复方法仅用于治疗后的功能康复。

（一）加强手部的本体感觉输入

1.五指外展内收训练（图3-3-5）。坐位，五指用力张开，随后五指内收，呈手刀状。反复进行。

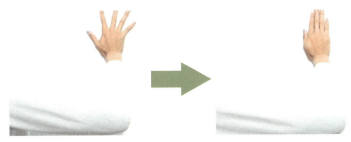

图 3-3-5　五指外展内收训练

2.双手交叉训练（图 3-3-6）。坐位，双手五指交叉，健侧手五指张开，患侧手五指插入健侧手手指间，同时患侧手五指用力反复握住健侧手手指再松开。反复进行。

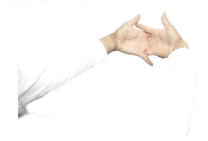

图 3-3-6　双手交叉训练

3.握笔训练（图 3-3-7）。坐位，患侧手握签字笔，拇指控制签字笔的位置，其余四指用力握紧签字笔后再完全打开。反复进行。

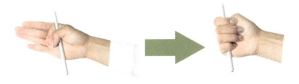

图 3-3-7　握笔训练

4.小指、无名指屈肌牵拉（图 3-3-8）。坐位，患侧手五指张开，健侧手握住患侧手小指和无名指，并缓慢用力向手背处牵拉。每次牵拉维持 15 秒后放松 15 秒。反复进行。

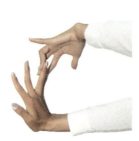
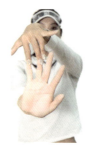

图 3-3-8　小指、无名指屈肌牵拉

（二）训练尺神经支配及手部肌肉

1. 五指靠墙静撑。详见"腕凸综合征"。

2. 弹力带腕屈肌训练。详见"腕凸综合征"。

3. 小指、无名指肌力训练（图 3-3-9）。坐位，腕关节固定，患侧手小指和无名指处缠绕弹力带，健侧手固定住弹力带。患侧手小指和无名指用力拉动弹力带，反复进行。也可将弹力带换成健侧手手指，位置不变。

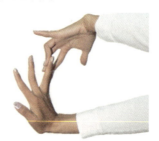

图 3-3-9　小指、无名指肌力训练

4. 手掌肌力训练（图 3-3-10）。站立位，腕关节固定，患侧手手掌处缠绕弹力带，并用力握紧弹力带。健侧手固定住弹力带，患侧手手掌用力拉动弹力带。反复进行。

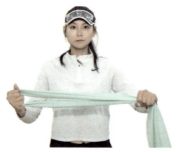

　图 3-3-10　手掌肌力训练

第四节　手指挫伤

一、概述

手指挫伤是常见的运动损伤之一，一般以掌指关节及指骨间关节扭伤为主，常见于青壮年，当手指受到撞击或过度扭转时，关节超出正常活动范围而受伤[1]。手指挫伤多见于篮球、排球、手球和水球等项目的运动员[2]。

掌指关节和指骨间关节的掌侧和两侧均有韧带加强（图3-4-1）。掌指关节和指骨间关节两侧的侧副韧带走行方向与手指接近平行，主要功能为限制关节的侧向活动。指骨间关节的侧副韧带在手指伸直时紧张，而掌指关节正好相反，关节屈曲时韧带紧张。关节的掌面有增厚的关节囊，以限制掌指关节和指骨间关节过度伸展。

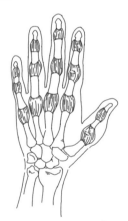

图 3-4-1　指间关节透视示意图

生活中，当手指韧带紧张时受到突然、猛烈的暴力，可使

① 黄桂成，王拥军. 中医骨伤科学 [M].5 版. 北京：中国中医药出版社，2021.
② 王煜. 运动软组织损伤学 [M]. 成都：四川科学技术出版社，2010.

手指过度活动，如篮球、排球、手球、水球运动中手指被球撞击，或接球技术动作错误，皆可引起侧副韧带或关节囊损伤。严重者可引起掌指关节或指骨间关节脱位。掌指关节损伤多见于拇指，其余四指较少发生；指骨间关节损伤以远侧多见[①]，但若发生在近侧的损伤处理不当，可能造成肌肉挛缩，也就是俗称的抽筋，最终可导致骨关节炎[②]。

二、症状、体征与诊断

患者常有受伤史。患者受伤后关节周围迅速肿胀、剧烈疼痛，患处压痛明显，手指活动受限。若有侧副韧带损伤，则损伤侧肿胀压痛，向对侧扳动指尖活动时疼痛加重；若有侧副韧带断裂或关节囊撕裂，则有侧向活动异常，并伴侧弯畸形，重者甚至有开口感；若有关节脱位，手指可出现畸形、功能丧失；若伴撕脱骨折，多在活动时有骨擦感，如骨折片嵌入关节内，纵行挤压产生疼痛[③]。

我们可以借助以下方法辅助诊断手指挫伤。

1. 可见单发性关节梭形肿胀[④]。

2. 常伴有明显侧向活动痛和活动限制。

确诊还需要进行 X 线检查。

① 黄桂成，王拥军.中医骨伤科学 [M].5 版.北京：中国中医药出版社，2021.

② 田佳.运动创伤学 [M].北京：北京体育大学出版社，2008.

③ 亓建洪.运动创伤学 [M].北京：人民军医出版社，2008.

④ 曲绵域，田得祥.运动创伤检查法 [M].2 版.北京：北京大学医学出版社，2013；黄桂成，王拥军.中医骨伤科学 [M].5 版.北京：中国中医药出版社，2021.

三、运动康复方法

手指挫伤的运动康复要分为两个时期，首先是急性期，其次是伤后功能恢复期。急性期处理以轻柔、缓慢的动作训练为主，进行手部基础功能训练。伤后功能恢复期运动康复则在骨折愈合后，主要从两个方面入手：第一，加强掌指关节和指骨间关节的基本日常活动能力，使其恢复正常的活动轨迹，特别强调拇指的活动；第二，增加掌指关节和指骨间关节的柔韧性，降低关节压力。

（一）急性期

如手指挫伤患者急性期表现为指骨间关节活动困难和疼痛难忍，建议及时入院就诊。可口服药物控制疼痛，严重者经由医生判断入院实行指骨间关节复位术。在疼痛可控时，以PRICE原则控制炎症（详见"肩峰下滑囊炎"）。在发生急性损伤的48小时内，可以每天冰敷疼痛部位3～4次，以缓解肿胀和疼痛。注意每次冰敷15～20分钟，不宜超过20分钟。适当加压包扎疼痛部位，有助于限制肿胀和减轻疼痛，但包扎力度需适中，否则易出现血液循环不良，延长康复时间。患者取站立位，健侧手握住患侧手并把腕关节放于胸前，稍高于心脏，这一姿势有益于改善血液循环、消除肿胀。

（二）伤后功能恢复期

1. 五指抓握训练。详见"肘内侧肌肉韧带装置损伤"。

2. 患指抓握训练（图3-4-2）。坐位，腕关节固定，五指完全打开，患指内收触摸到掌心，此为完成一个动作。感受患指的指骨间关节用力，缓慢进行。该动作可随时随地练习，但以不出现痛感为度。

图 3-4-2　患指抓握训练

3. 指骨间关节伸肌牵拉（图 3-4-3）。坐位，健侧手拇指接触患指指骨间关节末端，其余四指握住指骨其余部位，将屈曲的患指伸直。在能够承受的疼痛范围内反复进行。该动作可随时随地练习。

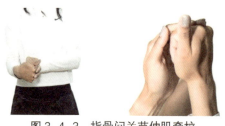

图 3-4-3　指骨间关节伸肌牵拉

4. 轻揉捏法（图 3-4-4）。坐位，健侧手拇指和示指放在患指两侧，轻柔并缓慢地揉捏患指。该动作可随时随地练习，但以不出现痛感为度。注意不要反复揉患指，避免反复摩擦导致指骨间关节周围软组织增厚，不利于损伤修复和关节活动。

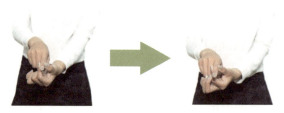

图 3-4-4　轻揉捏法

第四章

大腿损伤与运动康复

第一节　股四头肌肌腱末端损伤

一、概述

股四头肌肌腱末端损伤又称为股四头肌肌腱末端病。股四头肌是大腿前方的一个肌群，其肌腱跨过髌骨与胫骨相连，起到支撑和运动的作用。股四头肌肌腱末端损伤是一种较为常见的运动损伤，属于无菌性炎症反应。对于长期半蹲位发力的运动项目，股四头肌肌腱末端损伤将显著影响运动员的成绩。

股四头肌肌腱末端损伤是组织承担的负荷与承担负荷的能力之间不正常关系的结果[1]，多见于跳跃、排球等运动项目的运动员。股四头肌肌腱下行止于髌骨上缘，其中部分纤维形成髌骨表面和两侧腱膜，成为延续的伸膝筋膜（图 4-1-1）。股四头肌肌腱在髌骨上缘的抵止部是肌腱的末端，又称腱止装置。当膝关节屈曲 20°～ 60° 时，股四头肌肌腱受力最大。股四头肌肌腱末端损伤通常是由肌肉被施加过度应力引起的。股四头肌肌腱形成髌韧带，从髌骨上方跨过连接胫骨。当进行屈膝动作并频繁改变速度时，可能会引发股四头肌肌腱末端损伤。

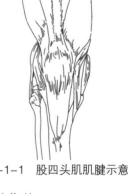

图 4-1-1　股四头肌肌腱示意图

---

① 于长隆.膝关节损伤（上）[J].中国运动医学杂志，1985（1）.

二、症状、体征与诊断

常见症状包括股四头肌区域疼痛、炎症、肿胀和运动受限等。髌骨上方疼痛、肿胀、压痛明显，屈膝时疼痛加重。严重者在跳跃、跑步、跪姿或上下楼梯时疼痛加剧，膝关节的屈伸活动受限。

诊断方法：髌骨上下缘压痛明显，以酸软和胀痛为主，可伴股四头肌张力较高、股四头肌条索状结节及髌骨活动度下降（以上下活动度为主）。

股四头肌肌腱末端损伤如果较为严重，且未能及时治疗，还可能引发滑囊炎、静脉炎、肌腱撕裂等并发症，导致股四头肌运动功能受损乃至退化，严重影响患者的日常活动。

三、运动康复方法

股四头肌肌腱末端损伤的运动康复主要从两个方面入手：第一，放松大腿外侧肌肉，缓解肌肉紧张；第二，训练大腿内侧肌肉，纠正肌肉发力。

（一）放松大腿外侧肌肉

1. 股四头肌牵拉。

（1）**静态牵拉**（图4-1-2）：站立位，屈左侧膝盖，让右脚靠近左腿寻找臀部的挤压感，然后屈膝对折大小腿，用对侧手抓住左脚脚踝，慢慢地拉向臀部。注意不要让下背部拱起，感觉大腿外侧的牵拉感。另一侧同样方法牵拉。

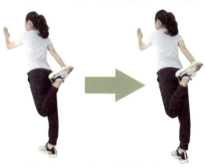

图4-1-2 股四头肌静态牵拉

（2）动态牵拉（图 4-1-3）：前后分腿跪姿，以左腿在前、右腿在后为例，左手握住右腿踝关节或脚背，右手伸直上举。背部保持挺直，左手尽量将右脚拉向臀部，身体逐渐前移，直至大腿前侧有中等程度的牵拉感，保持 3 秒后回到起始姿势。另一侧同样方法牵拉。

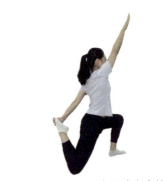

图 4-1-3　股四头肌动态牵拉

（3）PNF 牵拉（图 4-1-4）：俯卧位，患腿膝关节尽量屈曲，另一只腿自然放在按摩床上，髋部紧贴按摩床。牵拉者双手辅助患者患腿屈膝至可承受的最大范围，患者在此位置伸膝发力，对抗牵拉者施加的屈膝阻力，进行股四头肌的等长收缩，并保持 5 秒，然后回到起始位置，放松深吸气；患者呼气，牵拉者帮助其继续牵拉，在无痛的情况下，尽量使其小腿贴近大腿，进一步加大对股四头肌的牵拉幅度。

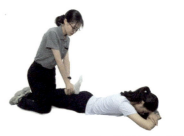

图 4-1-4　股四头肌 PNF 牵拉

2. 泡沫轴放松大腿外侧（图 4-1-5）。患者取侧卧位，患侧肘关节、健侧手和脚支撑于地面。患侧大腿外侧压在泡沫轴上，上下移动身体。

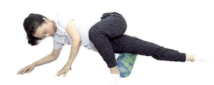

图 4-1-5　泡沫轴放松大腿外侧

（二）训练大腿内侧肌肉

1. 仰卧伸膝（图 4-1-6）。仰卧位，一侧腿放平，另一侧腿抬起，用两手抱住该侧大腿，大腿与地面垂直（屈髋 90°），保持身体和骨盆的稳定。缓慢伸膝，同时大腿和手进行轻微的对抗。

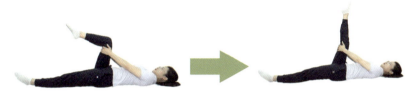

图 4-1-6　仰卧伸膝

2. 靠墙静蹲（图 4-1-7）。保持背部紧靠在墙壁上，屈髋屈膝，在膝盖上方套上弹力环或者用膝盖夹住一个球，大腿和墙壁保持 75°～90° 的角度；两脚分开与髋部同宽，脚尖朝前，保持小腿和地面垂直。坚持这个静态姿势尽可能久，直到腿部肌肉支撑不住开始发抖，或者每组坚持 1 分钟，共完成 3 组。

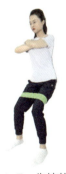

图 4-1-7　靠墙静蹲

3. 单腿站立伸膝（图 4-1-8）。两脚前后站立，一只手垂直，另一只手扶墙，用一根弹力带绕过膝关节，后脚点地，前脚脚尖朝前，将重心移至前腿，保持身体和骨盆稳定，缓慢屈膝，然后对抗弹力带蹬直。

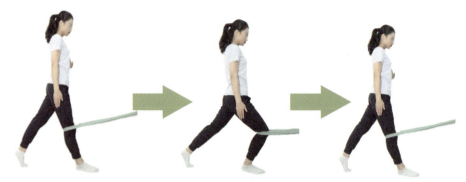

图 4-1-8　单腿站立伸膝

4.**深蹲**（图 4-1-9）。站立位，两脚分开与肩同宽、两脚略微外展，两手臂向前水平伸直。背部挺直并收紧核心，目视前方，开始屈膝下蹲，身体略微向前俯身。注意，下蹲过程中膝盖沿着脚尖的指向移动，尽量往两边打开，感受内侧肌肉的发力。蹲到底部时，大腿平行于地面，同时膝盖与脚尖的方向一致，整个背部处于挺直姿势。深蹲做到位后，再向上起身站立，调整姿势后再做下一次动作。

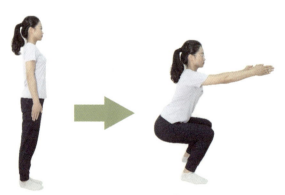

图 4-1-9　深蹲

第二节　股四头肌挫伤

一、概述

股四头肌挫伤是较常见的运动损伤。股四头肌由股直肌、股中肌、股外侧肌和股内侧肌组成（图4-2-1），是人体最大的一块肌肉。股四头肌通常受到外力冲撞导致挫伤[1]，在足球、篮球、散打等运动项目的运动员和体力劳动者中多见。

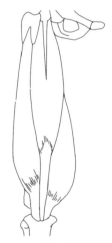

图 4-2-1　股四头肌示意图

股四头肌挫伤是直接暴力导致肌肉猛烈收缩或过度牵拉引起的，并未达到肌肉断裂损伤的程度，肌肉功能并未完全丧失。但是股四头肌挫伤较其他肌肉损伤后果更严重，处理不当会造成功能障碍，损伤部位可纤维化，表现为硬结或条索状硬物，影响关节功能，从而对患者的运动及生活造成不便[2]。

---

[1]　陈杰，任爽，朱敬生.运动伤病的预防与康复治疗 [M]. 北京：中国纺织出版社，2018.
[2]　杨桦，陈松.外敷方结合针灸治疗股四头肌挫伤疗效观察 [J].陕西中医，2013，34（4）.

二、症状、体征与诊断

股四头肌局部受到直接外力冲撞后，出现局部肿胀、疼痛、功能活动受限，股四头肌抗阻痛，重者形成血肿，膝关节不能屈曲。

根据受损程度，股四头肌挫伤可分为轻、中、重三型[①]。

1.轻型股四头肌挫伤。受损范围小，局部施加压力后小范围轻微疼痛，能正常行走，膝关节活动度超过 90°以上，下蹲一般不受限。

2.中型股四头肌挫伤。肌群肿胀，压痛明显，走路跛行，膝关节活动度小于 90°，上下楼梯困难，下蹲动作受限。

3.重型股四头肌挫伤。大腿严重肿胀，局部施加压力后剧痛，肌肉外形已不能摸清，严重跛行，夜间痛，膝关节活动度小于 45°，后期挫伤一侧的膝关节有积液。

我们可以借助以下方法辅助诊断股四头肌挫伤。

1.体征。皮下有瘀斑，局部施加压力后产生痛感，触摸有较大血肿的地方有波动感。

2.特殊检查（股四头肌抗阻力伸膝试验）[②]。患者坐床沿或椅沿，两腿自然下垂。检查者一只手置于患者膝关节上方固定股骨并全程触诊股四头肌，嘱患者完全伸膝。当患者膝关节完全伸直时，检查者在踝关节上施加阻力。患者股四头肌出现疼痛为阳性。

3.X 线检查。一般为阴性。有较大血肿者晚期可能有钙化阴影。

---

① 赵力力.股四头肌挫伤的康复 [J]. 中国运动医学杂志，1989（4）.

② 陈杰，任爽，朱敬生.运动伤病的预防与康复治疗 [M].北京：中国纺织出版社，2018.

三、运动康复方法

（一）急性期

受伤 48 小时内，及时采取措施尽量减少出血，如冰敷、抬高患侧腿等。如病情严重，需要就医进行包扎。受伤部位尽量减少活动[①]。在受伤 48 小时内，可以多活动脚踝，做脚趾抓地等动作，促进恢复。

在受伤 48 小时后，疼痛好转，可以做一些轻微的活动。在此期间活动的主要目的是促进血肿吸收和组织修复，预防再次损伤。可以采取以下运动康复方案。

1. 股四头肌静力性收缩[②]（图 4-2-2）。在床上取长坐位，腘窝压向床面或者在腘窝下方垫上毛巾，肌肉发力，腿部尽量伸直，往下压。

2. 膝关节屈伸活动（图 4-2-3）。坐在床上或椅子上，将小腿垂向地面，缓慢伸直膝盖，尽量伸直到最大位置，至疼痛无法忍受时停止，然后回到起始位置，重复进行。

3. 推拿按摩。对疼痛部位进行抚摸、按压、揉搓等，缓解不适。

4. 其他。将热毛巾或热水袋等放置在损伤部位周围。注意温度，避免烫伤。

（二）伤后功能恢复期

一般在受伤 1 周后，疼痛基本消失，此

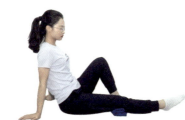

图 4-2-2 股四头肌静力性收缩

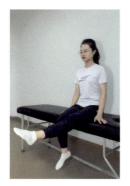

图 4-2-3 膝关节屈伸活动

---

① 赵力力. 股四头肌挫伤的康复 [J]. 中国运动医学杂志，1989（4）.
② 静力性收缩：肌力作用在附着点，起点、终点没有发生位移，此时肌肉的收缩力与阻力一样，肌肉长度不变，也没有关节运动，不产生动作。

时可开始伤后功能恢复，主要目的是进一步恢复膝关节的功能，增加柔韧性，并逐渐增加伸膝抗阻的力量练习，直至膝关节完全恢复正常①。

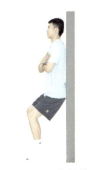

图 4-2-4　靠墙浅蹲

1.靠墙浅蹲（高位站桩）（图 4-2-4）。站立位，两脚分开与肩同宽，两手抱于胸前，脚尖向外呈外八字，小腿垂直于地面，膝关节微屈，保证膝关节与脚尖在同一方向，背部贴于墙面，收紧核心稳住躯干，维持静态姿势。

2.动态浅蹲（图 4-2-5）。站立位，两脚分开与肩同宽，脚尖朝向正前方，收紧核心稳住躯干，做 1/4 蹲起。整个过程膝关节与脚尖方向一致，膝关节不超过脚尖。

3.螃蟹步移动（图 4-2-6）。站立位，两脚分开与肩同宽，脚尖朝向正前方，将弹力环套于大腿中下段，收紧核心稳住躯干，做 1/4 蹲起。保持在该位置，一侧的脚向该侧迈出一个脚掌的宽度，站稳后，另一侧也向同样的方向移动一个脚掌的宽度。反复进行。

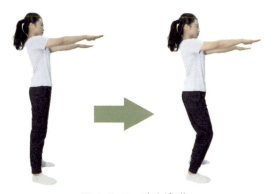

图 4-2-5　动态浅蹲

4.股四头肌牵拉。详见"股四头肌肌腱末端损伤"。

---

① 王煜.运动软组织损伤学 [M].成都：四川科技出版社，2010.

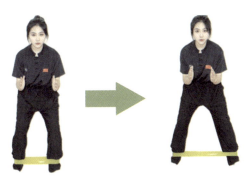

图 4-2-6　螃蟹步移动

第三节　腘绳肌拉伤

一、概述

腘绳肌又称股后肌群，由股二头肌、半腱肌和半膜肌组成，具有屈膝、伸髋的双重功能。腘绳肌拉伤是最常见的肌肉拉伤，主要为股二头肌长头或半膜肌的过度伸展或撕裂[1]，从轻微的肌肉拉伤到严重的肌纤维撕裂均有发生的可能。几乎所有的运动员都有腘绳肌拉伤的经历，常发生于高速奔跑的运动项目运动员，如田径、足球、橄榄球等。

腘绳肌所包含的半腱肌、半膜肌和股二头肌长头均起于坐骨结节，前二者止于胫骨上端内侧，后者止于膝关节外侧腓骨头，其主要功能是伸直髋关节、屈曲膝关节，半腱肌和半膜肌还有内旋膝关节的作用，股二头肌长头有外旋膝关节的作用。

---

① 朱静华，丛林.腘绳肌拉伤的防治 [J]. 田径，2021（7）.

腘绳肌拉伤有两种不同的损伤机制[1]。

第一种是在高速奔跑过程中，摆动的下肢回落接触地面并准备蹬地阶段，腘绳肌在离心收缩时受到猛力牵拉造成拉伤，以股二头肌长头拉伤概率最高。

第二种是腘绳肌过度伸展，如跳舞、跨栏、坐地牵拉下肢后侧肌群时，在屈髋位用力伸直膝关节，使得腘绳肌被过度拉长。这种拉伤通常涉及半膜肌的近端肌腱，靠近坐骨结节。

与第一种拉伤相比，第二种拉伤需要的恢复时间更长。此外，大腿前后侧肌力不平衡、准备活动不充分、肌肉疲劳、同一部位有旧伤等都会导致腘绳肌拉伤。

可以用应力解释腘绳肌中不同肌肉的受伤概率，在奔跑中半膜肌能产生最大的力，但在离心收缩时半腱肌的最大横截面积只减少了2.3%，而股二头肌的最大横截面积减少了8.6%[2]，因此股二头肌的应力增加更多。这就能解释为什么股二头肌拉伤多于半膜肌拉伤。

腘绳肌内部结构的不均匀会导致各个平行的结构在拉长长度与拉长速率上存在差异，由此造成局部的应力过大，可能导致肌肉组织沿着肌肉的纵轴撕裂，也可能导致肌小节[3]断裂，即横断面上的损伤。动物实验已经证明跑动中离心收缩的肌肉具有不同的局部应力，这种不均匀性随速度的增加而加大。动物实验也已经证明肌肉损伤的区域就是局部应力最大的地方。

---

[1] 朱静华，丛林.腘绳肌拉伤的防治 [J]. 田径，2021（7）.

[2] 王慧，任达华，陶治宇，等.应力与应变之争——疾跑中腘绳肌拉伤机制、危险因素及预防措施 [J]. 辽宁体育科技，2023，45（4）.

[3] 肌小节：在肌原纤维中，两条相邻 Z 线之间的一段肌原纤维称为肌小节。每个肌小节由 1/2 I 带 +A 带 +1/2 I 带组成的，是骨骼肌纤维结构和功能的基本单位。

二、症状、体征与诊断

大多数腘绳肌拉伤患者都会有大腿后面突然受到冲击或有"咔嚓"断掉的感觉。

轻中度的腘绳肌拉伤主要表现为大腿后侧肌肉局部压痛、轻微肿胀，抗阻屈曲膝关节疼痛加剧，甚至会出现跛行。

严重的腘绳肌拉伤主要表现为局部明显肿胀和瘀青，如果肌纤维完全断裂，在肌腹上可以摸到一个局部凹陷。活动时，特别在屈膝过程中出现剧烈疼痛，走路严重受限，甚至需要使用拐杖才能行走。

确诊还需要进行超声或 MRI 检查。

三、运动康复方法

（一）急性期

受伤 48 小时内，及时采取措施尽量减少出血，如冰敷、抬高患侧腿等。如病情严重，需要就医进行包扎。受伤部位尽量减少活动。在受伤 48 小时内，可以多活动脚踝，做脚趾抓地的动作等，促进恢复。

轻中度腘绳肌拉伤 3 天后、重度腘绳肌拉伤 7 天后，可开始主动或被动牵拉，进行肌肉静力性收缩。例如，躺在床上，腘绳肌发力收缩，可以通过发力时脚踝向下蹬的动作寻找发力的感觉。

受伤 14 天后要加强腘绳肌的力量训练，注意牵拉和收缩肌肉训练结合，要循序渐进，在一定数量的前提下，不断提高训练强度。我们可以采取以下动作。

1. 腘绳肌离心训练。单腿硬拉、跪姿平趴等能在保持腘绳肌发力的同时拉长腘绳肌长度的训练。

2. **腘绳肌牵拉**（图4-3-1）。躺在床上或瑜伽垫上，两腿伸直，抬起一条腿，将脚尽量朝向天花板方向伸直，用两手抓住该腿的脚背或小腿（也可使用毛巾进行辅助），轻轻向地板方向拉，直到感到大腿后侧有牵拉感。保持伸展姿势，平稳呼吸，慢慢放松肌肉，让腿回到起始位置。然后换另一条腿，重复上述步骤，进行多组训练。

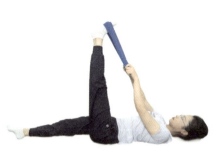

图4-3-1　腘绳肌牵拉

（二）伤后功能恢复期

慢性损伤的疼痛较轻或者平时不运动时根本无疼痛反应，只有在大强度运动如快速奔跑时才出现疼痛或用不上劲，肌肉会呈索条状或出现硬结[①]，因此其处理与急性期处理有所不同[②]，以肌肉牵拉和放松为主。

1. **腘绳肌牵拉。**

2. **腘绳肌泡沫轴放松**（图4-3-2）。仰卧在瑜伽垫上，将泡沫轴放置在腘绳肌的下方，即大腿后侧，两手臂撑起身体，保持平衡，缓慢滚动泡沫轴，使其在腘绳肌上滚动，从臀部滚动到大腿后侧，如果遇到紧张或疼痛的区域，停留在那里，用轻柔的压力按摩，帮助放松紧张的肌肉。可两腿同时放松，也可将一只腿放在另一只腿上，轮流放松。

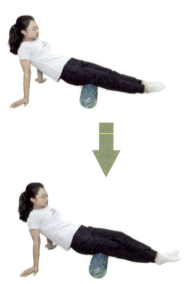

图4-3-2　腘绳肌泡沫轴放松

---

① 硬结：肌肉劳损后会形成一些激痛点，肌肉会变成条索或结节形态。
② 刘舒，杨鸿.田径运动员股后肌群拉伤的诊治[J].中国运动医学杂志，2001（2）.

第五章

膝和小腿损伤与运动康复

第一节　髌骨软骨软化症

一、概述

髌骨软骨软化症（chondromalacia patellae，CMP）又称髌骨软化症，是最常见的运动损伤，也是膝关节最常见的运动损伤，与髌骨软骨退行性病变有关[①]。

髌骨软骨就像是一层海绵保护垫，附着在髌骨内层（图5-1-1），对髌骨起到缓冲和保护的作用。过大的外力冲击、反复的膝关节屈伸发力，或者因为髌骨处于异常位置，都容易引起髌骨软骨的异常磨损。此外，年龄、制动等因素导致的髌骨软骨营养障碍、循环障碍，均可引起髌骨软骨的退行性病变。

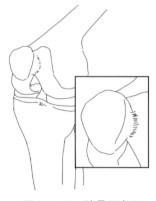

图 5-1-1　髌骨示意图

---

① 亓建洪.运动创伤学 [M].北京：人民军医出版社，2008；王予彬，王人卫.运动创伤学 [M].北京：人民军医出版社，2006.

病变初期会出现髌骨软骨表面粗糙，呈黄白色或灰色，继而出现软骨纤维化、裂纹和破碎等情况。后期则软骨剥落，暴露出软骨下骨面，从而引起疼痛。

二、症状、体征与诊断

患者往往有外伤史或疲劳性损伤运动史。

一开始表现不是很明显，疼痛部位也不是很清晰，仅感觉膝痛、髌后痛。久坐后会感到膝部不适，休息后减轻。此后疼痛部位逐渐变得明确。病程中期会出现半蹲发力痛、运动后疼痛加剧的情况。严重者会出现髌骨摩擦音，甚至跛行。

我们可以借助以下方法辅助诊断髌骨软骨软化症。

1. 髌骨研磨试验（图 5-1-2）。患者仰卧，将膝关节伸直。检查者用手心压住患者髌骨（膝关节上方），向下挤压研磨，并上下左右滑动，如果感觉到粗糙的摩擦感或患者出现疼痛不适，即为阳性。也可以尝试在患者腿伸直的情况下，用手将髌骨向一侧推出，用其余手指按压露出的髌骨下缘，按压出现疼痛为阳性。

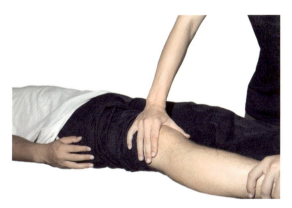

图 5-1-2　髌骨研磨试验

2. 单腿下蹲试验（图 5-1-3）。做单腿下蹲，下蹲到 90°～135° 时出现疼痛或患者无法支撑，而且下蹲后无法单腿站立，即为阳性。

确诊还需要进行 MRI 或关节镜检查。

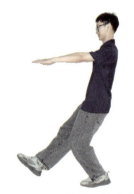

图 5-1-3 单腿下蹲试验

三、运动康复方法

髌骨软骨软化症的运动康复主要从两个方面入手：第一，纠正髌股关节错误的生物力学关系，使髌骨恢复正常的活动轨迹；第二，增加髌周柔韧性，降低髌股关节压力。

（一）纠正髌股关节错误的生物力学关系

1. 股四头肌训练（侧重强化股内斜肌）。

（1）**压腿训练**（图 5-1-4）：也称股四头肌静力性训练。长坐于瑜伽垫或床面，膝关节伸直，主动将大腿向瑜伽垫或床面按压，持续用力。

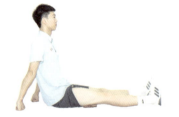

图 5-1-4 压腿训练

（2）**靠墙浅蹲（高位站桩）**：详见"股四头肌挫伤"。

（3）**动态浅蹲**：详见"股四头肌挫伤"。

（4）**靠墙滑行**（图 5-1-5）：是靠墙浅蹲和动态浅蹲的结合。将瑞士球置于背部和墙面之间，弹力环套于大腿中下段，收紧核心稳住躯干，做 1/4 蹲起。整个过程膝关节与脚尖方向一致，膝关节不超过脚尖。

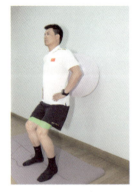

图 5-1-5 靠墙滑行

2. 髋及躯干力量强化（臀桥）（图5-1-6）。仰卧于瑜伽垫上，屈髋屈膝固定，小腿垂直于瑜伽垫，两手放于两侧，收紧核心稳住躯干，向上抬起臀部，可静态维持，也可动态练习。

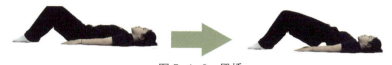

图5-1-6　臀桥

3. 臀中肌训练。

（1）侧卧直抬腿（图5-1-7）：侧卧位，膝关节伸直，保持头、躯干、骨盆、下肢在同一直线上，收紧核心稳住躯干，抬起上侧下肢并向后伸展，在向后伸展的平面内做大腿上下摆动。然后换对侧重复上述步骤，进行多组训练。

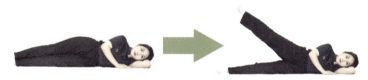

图5-1-7　侧卧直抬腿

（2）蚌式开合（图5-1-8）：侧卧位，两下肢屈髋屈膝固定，保持大腿与小腿成90°，头、躯干、骨盆、脚跟在同一直线，分开两膝做髋关节外展外旋动作。然后换对侧重复上述步骤，进行多组训练。

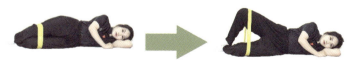

图5-1-8　蚌式开合

（二）增加髌周柔韧性

1.股四头肌牵拉。详见"股四头肌肌腱末端损伤"。

2.髂胫束牵拉（图5-1-9）。站立位，被牵拉侧腿靠近墙面，膝关节伸直，置于支撑腿后方，将骨盆向墙面方向顶。

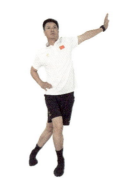

图 5-1-9　髂胫束牵拉

第二节　髌腱炎

一、概述

髌腱炎（patellar tendinitis，PT）是髌腱被反复牵拉，长期处于超负荷状态导致的炎症，是临床上常见的一种慢性损伤。该病多见于田径、篮球、排球等跳跃或起蹲动作较多的运动项目的运动员，故又称"跳跃膝"[①]。

髌腱是连接髌骨与胫骨之间的肌腱，一般长 6 ～ 8cm（图5-2-1），是伸膝装置的组成之一。髌腱帮助肌肉控制小腿，在腿部正常活动中起重要作用。

最常见的致病原因是髌腱受到过度牵拉，如患者长期进行半蹲或跳跃等膝关节屈伸运动，可能会导致局部肌肉

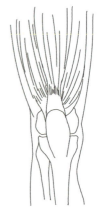

图 5-2-1　髌腱示意图

---

① 王予彬，王人卫.运动创伤学 [M].北京：人民军医出版社，2006.

及软组织损伤，血供受到影响从而诱发髌腱炎。受到过大的外力冲击时，也可能会造成髌腱区损伤，甚至出现小的骨折，即镜下骨折[①]（X线片上看不见骨折，只能通过显微镜观察到骨折情况）。此外，过度肥胖、大腿肌肉过紧而缺乏韧性、高位髌骨（在不良因素的刺激下，髌骨可能会脱离原来的位置向周围偏移）也会增加髌腱的压力。

病变时可见髌腱区发炎，呈黄褐色，充血、水肿、肥厚，与肌腱及腱围粘连并有血管入侵，进一步则造成组织的退化、坏死。

二、症状、体征与诊断

一般表现为膝关节屈伸活动有明显疼痛，如起跳、负重蹲或深蹲等，严重时走路、跑步、上下楼梯也会疼痛并伴随下肢无力。静息时也可能有疼痛，患者的活动受到限制。膝关节前方可能会有局部肿胀，甚至皮肤表面有发热的情况。髌尖和髌腱部有明显的压痛。

我们可以借助以下方法辅助诊断髌腱炎。

1. 全蹲痛试验（图 5-2-2）。站立位，两腿逐渐下蹲，膝关节前下侧方疼痛为阳性。

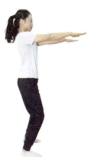

图 5-2-2 全蹲痛试验

① 王煜.运动软组织损伤学 [M]. 成都：四川科学技术出版社，2010.

2. **单腿半蹲试验**（图 5-2-3）。站立位，患侧支撑做单腿半蹲，出现膝痛、膝软即为阳性，半月板损伤也可能为阳性。膝关节两侧压痛为半月板损伤，膝关节下方压痛为髌腱炎。

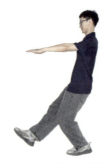

图 5-2-3　单腿半蹲试验

3. **髌腱紧张压痛试验**（图 5-2-4）。患者卧位伸膝，保持股四头肌收缩。检查者一只手拇指放在患者髌骨尖（膝关节下方远端），另一只手掌根放在前一只手拇指指背上用力按压，患者会感到拇指按压处有明显疼痛感。然后放松股四头肌（大腿前面的肌肉），用与前相等的压力压迫时疼痛减轻者为阳性。

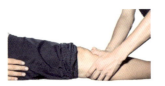

图 5-2-4　髌腱紧张压痛试验

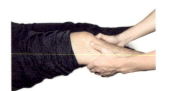

4. **膝关节突屈试验**（图 5-2-5）。患者仰卧，将膝关节伸直。检查者两手拇指压在髌腱上（膝关节下方远端韧带），其余四指环抱膝关节。两手同时用力向下按压，然后突然屈曲患者膝关节，患者感到疼痛为阳性。

确诊还需要进行 X 线检查。

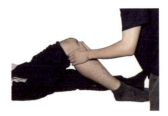

图 5-2-5　膝关节突屈试验

三、运动康复方法

髌腱炎的运动康复以股四头肌功能训练为主，同时辅以下肢力线的调整。

（一）股四头肌功能训练

1. 增强股四头肌力（侧重强化股内斜肌）。

（1）压腿训练：详见"髌骨软骨软化症"。

（2）靠墙浅蹲（高位站桩）：详见"股四头肌挫伤"。

（3）动态浅蹲：详见"股四头肌挫伤"。

（4）靠墙滑行：详见"髌骨软骨软化症"。

2. 稳定性训练。

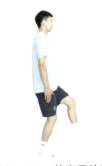

图 5-2-6　单脚屈膝站立

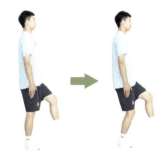

图 5-2-7　单腿屈膝练习

（1）单脚屈膝站立（图 5-2-6）：站立位，两手放于身体两侧，患侧腿屈曲，健侧腿离地保持平衡后，保持静态姿势。

（2）单腿屈膝练习（图 5-2-7）：站立位，两手放于身体两侧，患侧腿单腿自然站立，健侧腿离地保持平衡后，让患侧腿缓慢自然地做屈膝屈髋动作。练习过程中患侧腿膝关节不超出脚尖，健侧腿的脚尖靠近地面但不着地。每组 8 ～ 10 次，共完成 4 ～ 6 组。

（二）下肢力线调整训练

1. 侧卧直抬腿。详见"髌骨软骨软化症"。

2. 蛙式开合。详见"髌骨软骨软化症"。

3. 螃蟹步移动。详见"股四头肌挫伤"。

4. 俯卧抗阻勾脚（图 5-2-8）[①]。俯卧于

---

① 朱静华，丛林.髌腱炎的治疗及康复训练 [J]. 田径，2018（7）.

瑜伽垫上，两手交叉放在额头下或下巴处，两脚并拢，将沙袋绑缚在患侧踝关节上，弯曲患侧膝关节，让脚后跟靠近臀部，再慢慢还原到起始位置。过程中注意臀部不要发力，始终保持骨盆稳定。每组 15 ～ 20 次，共完成 4 ～ 6 组。

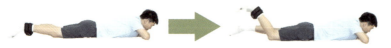

图 5-2-8　俯卧抗阻勾脚

5. 股四头肌牵拉。详见"股四头肌肌腱末端损伤"。

6. 髂胫束牵拉。详见"髌骨软骨软化症"。

7. 内收肌牵拉（图 5-2-9）。坐于瑜伽垫或床上，将两脚伸直，脚尖勾起，分开至极限，上半身俯向前下方，两手尽量往前摸。

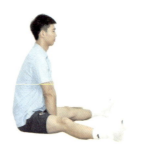

图 5-2-9　内收肌牵拉

注意事项：应选取适合的动作进行训练，同时训练强度应以不产生疼痛为度，训练的组数因人而异，以产生轻度疲劳、不影响第二天的训练为基准。在剧烈运动后或出现疼痛时最好冰敷髌腱部位[①]，可以起到缓解疼痛、减轻肿胀的作用。

---

① 晓新.髌腱炎的防治 [J]. 新体育：社会体育指导员，2018（3）.

四、预防

1. 在起跳着地时增加躯干的屈曲角度，同时减少膝关节的内外翻角度，以减少跳跃落地时髌腱的负荷量。

2. 在每次训练前后，都要进行充分的牵拉放松训练，可对股四头肌、腘绳肌、小腿三头肌、比目鱼肌进行牵拉，增强肌肉弹性，减少损伤。

3. 起跳时，膝关节屈曲角度在30°左右，这一角度对于髌腱的牵拉力最小。

4. 应避免在坚硬地面运动，进行运动时应循序渐进。

第三节　膝关节侧副韧带损伤

一、概述

膝关节侧副韧带损伤多由膝关节受到过于暴力的外翻或内翻作用力导致，分为膝关节内侧（胫侧）副韧带损伤和膝关节外侧（腓侧）副韧带损伤。

（一）膝关节内侧副韧带损伤

膝关节内侧副韧带分深浅两层，具有限制膝关节外翻和外旋的作用[①]（图5-3-1）。该处损伤在临床上较为常见，多见于足球、橄榄球、摔跤、滑雪等项目的运动员。

---

① 黄桂成，王拥军.中医骨伤科学 [M].北京：中国中医药出版社，2021.

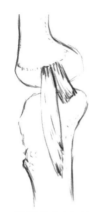

图 5-3-1 膝关节内侧副韧带示意图

当膝关节外侧遭受暴力冲击或重物压迫时，膝关节内侧副韧带会发生拉伤、撕裂或断裂等损伤。小腿固定，大腿突然内收、内旋或膝关节半屈位，小腿突然外展、外旋也会导致膝关节内侧副韧带损伤。其损伤分为三度[①]：

一度： 膝关节内侧副韧带水肿和出血，无明显病理变化。

二度： 膝关节内侧副韧带部分撕裂，局部韧带肿胀，但不影响膝关节整体的稳定性。

三度： 韧带完全断裂，膝关节内侧副韧带有明显出血并出现局部肿胀，膝关节稳定性遭到破坏，甚至出现奥多诺休（O'Donoghue）三联征（内侧副韧带、内侧半月板、前交叉韧带都断裂）。

（二）膝关节外侧副韧带损伤

膝关节外侧副韧带起于股骨外上髁，止于腓骨小头，具有限制膝关节内收和内旋的作用[②]（图 5-3-2）。但由于其有肌

---

① 王煜.运动软组织损伤学 [M].成都：四川科学技术出版社，2010.
② 黄桂成，王拥军.中医骨伤科学 [M].北京：中国中医药出版社，2021.

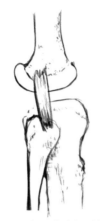

图 5-3-2 膝关节外侧副韧带示意图

腱等组织的加固，膝关节外侧副韧带损伤比较少见。膝关节内侧受到暴力撞击或重物压迫时会造成韧带损伤。当膝关节屈曲，小腿突然内收内旋，或小腿固定，大腿突然外展外旋时也可能发生膝关节外侧副韧带损伤[1]。膝关节外侧副韧带损伤一般为部分撕裂或断裂，并可能伴有其他韧带等结构的损伤。严重时可能会伴发腓骨头骨折，伤及腓总神经[2]。

二、症状、体征与诊断

（一）膝关节内侧副韧带损伤

有明显的小腿外翻受伤史。损伤程度较轻时，膝关节局部有疼痛感，肿胀不明显，无明显功能障碍；损伤程度中等时，疼痛感加重，膝关节局部肿胀，存在一定功能障碍；损伤严重时，可以听见韧带断裂的响声，膝关节疼痛剧烈，肿胀明显，可见皮下瘀斑、发绀，膝关节功能障碍，甚至无法行走，关节失稳。若膝关节内侧副韧带完全断裂，按压股骨内上髁或胫骨内髁的下缘处有明显的疼痛感。

我们可以借助以下方法辅助诊断膝关节内侧副韧带损伤。

1. 韧带紧张试验（图 5-3-3）。患者仰卧，被动完成膝关节位置调整。当膝关节完全伸直时，韧带处于紧张状态，患处出现疼痛，而膝关节半屈位，韧带松弛时，疼痛随之消失，即

---

① 王煜.运动软组织损伤学 [M].成都：四川科学技术出版社，2010.

② 田佳.运动创伤学 [M].北京：北京体育大学出版社，2008.

为阳性。

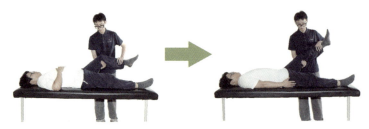

图 5-3-3　韧带紧张试验

2.膝关节外翻应力试验（图 5-3-4）。患者平卧，将膝关节伸直。检查者一只手将患者患侧膝关节外侧抵住，另一只手将其小腿向外扳，此时患者膝内侧有疼痛感。然后患者将腿稍抬高，膝关节屈曲 30°，检查者重复上述操作，此时患者膝关节内侧仍有疼痛感即为阳性。注意，一度损伤时本试验可为阴性；直位（0°）和屈位（30°）两个位置都出现疼痛感才为阳性。一个角度检出阳性为膝关节内侧副韧带部分撕裂，两个角度都检出阳性则为完全断裂。

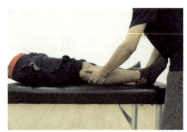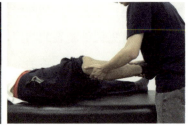

图 5-3-4　膝关节外翻应力试验（分别在 0° 和 30° 两个位置）

确诊还需要进行 X 线、MRI、关节镜检查。

（二）膝关节外侧副韧带损伤

一般有明显的外伤史。伤后膝关节外侧剧痛、肿胀、皮下瘀斑，伴跛行，行走时会感到疼痛，屈伸关节时也会痛。按压腓骨小头有疼痛感，若腓骨头骨折伤及腓总神经，会出现"垂足"征[1]。

我们可以借助以下方法辅助诊断膝关节外侧副韧带损伤。

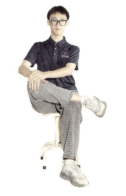

1. 单腿盘腿试验（图5-3-5）。患者坐在凳子上，健侧下肢屈髋屈膝90°，脚放平。患侧下肢髋关节外旋，膝关节屈曲90°，外踝置于健侧下肢上（盘腿姿势）。一只手手掌向患侧膝内侧施加压力，膝关节外侧感到疼痛即为阳性。用另一只手手指触摸感受外侧副韧带，若坚韧度比健侧减弱则为外侧副韧带部分撕裂；若摸不到坚韧的条索样物，说明外侧副韧带完全断裂。

图5-3-5　单腿盘腿试验

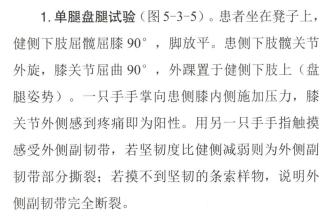

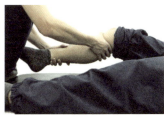

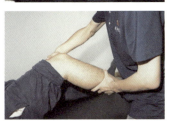

2. 膝关节内翻应力试验（图5-3-6）。患者仰卧，将膝关节伸直。检查者一只手将患者患侧膝关节内侧抵住，另一只手将小腿向内推，此时患者膝关节外侧有疼痛感。然后患者将腿稍抬高，膝关节屈曲30°，检查者重复上述操作，此时患者膝关节外侧仍有疼痛感即为阳性。注意，一度损伤时本试验可为阴性；直位（0°）和屈位（30°）两个位置都出现疼痛感才为阳性。一个角度检出阳性为膝关节外侧副韧带部分撕裂，两个角度都检出阳性则为完全断裂。

图5-3-6　膝关节内翻应力试验（30°）

三、运动康复方法

膝关节侧副韧带损伤应及时就医，对膝关节进行固定。以下运动康复方法仅适用于保守治疗患者，或术后膝关节功能恢复阶段的患者。

---

[1]　王煜. 运动软组织损伤学 [M]. 成都：四川科学技术出版社，2010.

急性期可采用石膏或膝关节支具进行固定，将膝关节固定于屈膝 20°～30°位。急性期以控制膝关节水肿为主，可以采取适度抬高患侧肢体、局部冰敷（氯乙烷喷洒，以结霜为度）、加压包扎、超短波促进膝关节积液吸收及药物等辅助疗法。

（一）膝关节内侧副韧带损伤的伤后功能恢复

膝关节内侧副韧带损伤功能恢复应注重活动度训练、肌力与本体感觉的恢复。

1. 活动度训练。

术后拆除石膏后开始膝关节屈伸运动，但此时应避免做膝关节外展运动。

（1）**主动屈曲膝关节**（图 5-3-7）：坐位或仰卧位，患侧脚后跟主动缓慢靠近臀部，在移不动的地方，用两手抱住脚踝，缓慢用力使脚后跟靠近臀部，在产生不适或轻微疼痛的地方保持 30 秒左右，后缓慢将膝关节伸直。

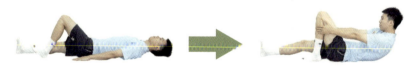

图 5-3-7　主动屈曲膝关节

（2）**伸膝训练**（图 5-3-8）：俯卧位，将患侧小腿悬于床面，可在小腿处悬挂一重物，保持 30 秒。

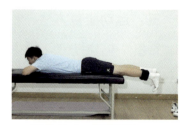

图 5-3-8　伸膝训练

（3）**髋关节活动度训练** [①]（图5-3-9）：缓慢完成原地高抬腿及踢毽子动作（不同角度），动作极限处保持3～5秒。每组15～30次，共完成2～3组。高抬腿为屈髋灵活度及腰椎骨盆稳定性训练，抬腿时需尽量让大腿靠近躯干并保持上半身不弯曲。踢毽子为髋外旋训练及膝内侧稳定性训练，可在不同抬腿角度完成。

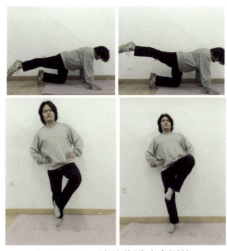

图5-3-9　髋关节活动度训练

（4）**髋外展及后伸训练**（图5-3-10）：六点支撑位，保持躯干稳定的同时抬起单腿完成髋外展及后伸训练。运动过程中避免躯干偏移、肩胛控制的代偿。每组15～30次，共完成2～3组。

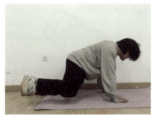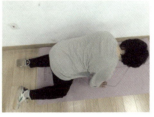

图5-3-10　髋外展及后伸训练

① 王煜.运动软组织损伤学[M].成都：四川科学技术出版社，2010.

2. 肌力训练。

（1）**踝泵训练**[①]（图 5-3-11）：取坐位或仰卧位（仰卧于床上或瑜伽垫上），在踝关节下垫一柔软物品（枕头或被子）或悬空，将踝勾起至最大，再将脚尖往下绷至最大。石膏固定3 天后可开始进行此项训练。

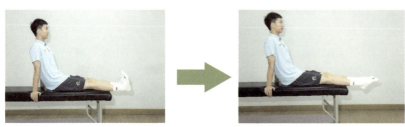

图 5-3-11　踝泵训练

（2）**压腿训练**：详见"髌骨软骨软化症"。伤后 1 周后可进行压腿训练，抗阻类训练应以无痛为度。

（3）**直腿抬高**[②]（图 5-3-12）：取仰卧位，膝关节伸直，脚尖勾起，大腿前侧肌肉用力，将整条腿伸直抬离床面，脚跟距床面 15 ～ 30cm，保持此姿势直至感觉疲劳。

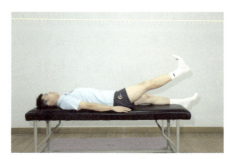

图 5-3-12　直腿抬高

[①]　曹帅，何浚治.68 例膝关节内侧副韧带损伤的分型论治 [J]. 西部医学，2012，24（12）.

[②]　王煜.运动软组织损伤学 [M]. 成都：四川科学技术出版社，2010；田佳 . 运动创伤学 [M]. 北京：北京体育大学出版社，2008；薛雄 .大学生排球运动员膝关节侧副韧带损伤原因及康复机制探究 [J]. 当代体育，2022（38）.

（4）半蹲训练[①]（图5-3-13）：站立位，两脚分开与肩同宽，脚尖向前，小腿垂直于地面，膝关节屈曲，保证膝关节与脚尖在同一平面，背部紧贴墙面，保持核心稳定。维持静态姿势。

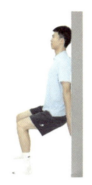

图5-3-13 半蹲训练

（5）靠墙静蹲两腿夹球[②]（图5-3-14）：站立位，两脚分开与肩同宽，脚尖向前，在膝关节之间放一个大小合适的圆球，膝关节往内用力夹紧保证圆球不会掉下，同时保证膝关节与脚尖在同一平面。背部紧贴墙面，膝关节屈曲下蹲，小腿垂直于地面，始终保持核心稳定。维持静态姿势。

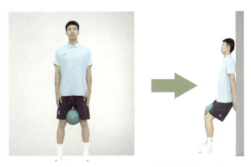

图5-3-14 靠墙静蹲两腿夹球

① 曹帅，何浚治.68例膝关节内侧副韧带损伤的分型论治[J].西部医学，2012，24（12）.
② 张庆久.不同保守疗法治疗运动员膝关节内侧副韧带损伤的疗效对比分析[J].辽宁体育科技，2021，43（3）.

（6）蚌式开合：详见"髌骨软骨软化症"。

（7）腘绳肌静力性收缩（图 5-3-15）：俯卧位，小腿悬挂出床面，踝关节处可放一重物，大腿后侧肌肉发力屈膝，但不进行膝关节屈曲活动，保持用力的状态。

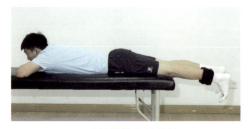

图 5-3-15　腘绳肌静力性收缩

（8）俯卧抗阻勾脚：详见"髌腱炎"。

3. 本体感觉训练[①]。

在适当时间可进行以下训练。

（1）单腿微曲站立训练[②]（图 5-3-16）：站立位，患侧单脚屈膝站立在平衡板上，应用患侧膝关节控制全身平衡，过程中保持膝关节不超出脚趾。在睁眼时能保持 1 分钟无晃动，则由睁眼训练逐渐过渡至闭眼训练。

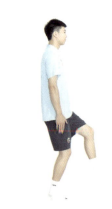

图 5-3-16　单腿微曲站立训练

（2）上下台阶：快上慢下，上下台阶的时间比为 1：2。

---

① 陈香仙，邹华刚.膝侧副韧带损伤后本体感觉恢复的训练研究 [J].安徽师范大学学报：自然科学版，2007，30（3）；谢颖，马莉芳.不同康复训练对膝关节侧副韧带损伤后本体感觉恢复的作用研究 [J].浙江体育科学，2009，31（6）.

② 付晓月，童海鸥，曾亚，等.平衡性训练对膝关节内侧副韧带损伤患者膝关节功能恢复的效果研究 [J].现代生物医学进展，2018，18（16）.

（3）"S"形慢跑：在平整地面上，沿"S"形轨迹慢跑。

（4）动态平衡训练：在动态平衡训练器上进行患侧腿支撑训练。

（5）跳跃训练：可进行跳绳、立定跳远、前后左右四个方向跳跃（距离以舒适为度，每个方向都由两腿跳过渡到患侧单腿跳）。

（二）膝关节外侧副韧带损伤的伤后功能恢复

膝关节外侧副韧带损伤的运动康复也应从膝关节的活动度、肌力和本体感觉训练入手。

1.活动度训练。活动度训练与膝关节内侧副韧带损伤类似，可参考膝关节内侧副韧带损伤的运动康复。

2.肌力训练。

（1）踝泵、股四头肌和腘绳肌肌力训练：与膝关节内侧副韧带损伤类似，可参考膝关节内侧副韧带损伤的运动康复。

（2）臀肌肌力训练：

①**臀桥：**详见"髌骨软骨软化症"。

②**螃蟹步移动：**详见"股四头肌挫伤"。

③**俯卧抬腿**（图5-3-17）：俯卧位，核心收紧，膝关节屈曲，后侧臀肌用力，将患侧下肢缓慢抬离床面（将脚后跟靠近臀部）至最大，再缓慢回至原位。

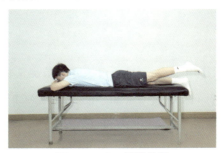

图 5-3-17 俯卧抬腿

④**髋关节抗阻外旋**（图 5-3-18）：俯卧位，膝关节屈曲 90°，治疗师徒手施加阻力或用弹力带阻力施加于患者脚踝外侧。患者臀部发力用力对抗阻力使脚踝缓慢靠近床边，至极限后，缓慢回到原位。

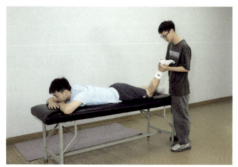

图 5-3-18　髋关节抗阻外旋

3. 本体感觉训练。与膝关节内侧副韧带损伤类似，可参考膝关节内侧副韧带损伤的运动康复。

以上训练均应在无痛、可承受范围内进行，若产生疼痛应及时停止训练，并及时咨询专业人士。

第四节　膝关节交叉韧带损伤

一、概述

暴力等因素作用于膝关节，可造成膝关节交叉韧带的损伤，包括前交叉韧带（anterior cruciate ligament，ACL）损伤和后交叉韧带（posterior cruciate ligament，PCL）损伤。膝关节交叉韧带损伤是一种常见的严重运动损伤[①]。

（一）膝关节前交叉韧带损伤

膝关节前交叉韧带像皮筋一样连接着股骨（大腿骨）和胫骨（小腿骨），分前后两束，对维持膝关节稳定起着至关重要的作用（图 5-4-1）。膝关节前交叉韧带损伤多见于足球、篮球、柔道、摔跤、体操等运动项目的运动员，女性发病率高于男性[②]。

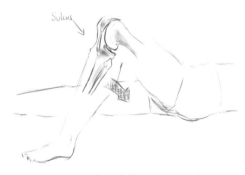

图 5-4-1　膝关节前、后交叉韧带示意图

膝关节屈曲且向内旋时，前交叉韧带交锁在一起。当膝关节伸直而胫骨（小腿骨）没有外旋时，原本紧张的前交叉韧带就会被撕裂；膝关节遭受接触性或非接触性外翻暴力时，会造成前交叉韧带损伤；过度伸膝或突然的外力撞击固定的下肢会导致前交叉韧带损伤；大腿前部和小腿后方遭到撞击也可能导致前交叉韧带损伤。

（二）膝关节后交叉韧带损伤

膝关节后交叉韧带也分前后两束，较前交叉韧带短而强，是维持膝关节后方稳定的重要结构，可以防止膝关节做过度伸

---

① 王煜.运动软组织损伤学 [M].成都：四川科学技术出版社，2010.
② 王煜.运动软组织损伤学 [M].成都：四川科学技术出版社，2010.

展和旋转的运动。

发生车祸时，屈曲的膝关节前方受伤，导致后交叉韧带断裂；膝关节伸直时后交叉韧带紧张，此时受到过伸暴力会导致后交叉韧带损伤，暴力过大还会造成前交叉韧带和后关节囊损伤；当膝关节受到严重的外翻暴力时，会导致后交叉韧带损伤，并且膝关节侧方结构（如内侧副韧带、外侧副韧带等）也可能发生损伤。

膝关节交叉韧带损伤分为轻度损伤、部分撕裂和完全断裂三类，显微镜下可以看见韧带内部纤维的断裂、关节内有积血。

二、症状、体征与诊断

（一）膝关节前交叉韧带损伤

一般有比较严重的暴力受伤史。前交叉韧带损伤时多可听见"啪"的一声，随即膝关节剧烈疼痛，无法完成正在进行的动作（与其他膝关节韧带损伤的鉴别要点之一）。可见膝关节处肿胀，关节内积血引起关节周围皮下瘀斑①。

我们可以借助以下方法辅助诊断膝关节前交叉韧带损伤。

1. 前抽屉试验（图 5-4-2）：患者仰卧在床上，患侧膝关节屈曲 90°，下肢肌肉充分放松。检查者坐在患者患侧脚背上，两手抱住患者小腿上端向自己方向拉，观察患者胫骨结节（在膝关节前下方）向前移位的程度。正常情况下，胫骨结节向前移动距离不超过 0.5cm，需

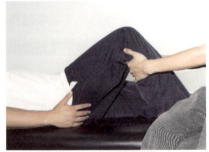

图 5-4-2　前抽屉试验

---

① 田佳. 运动创伤学 [M]. 北京：北京体育大学出版社，2008；亓建洪. 运动创伤学 [M]. 北京：人民军医出版社，2008.

要与健侧对比并参考手腕部韧带松紧程度，胫骨结节向前活动度加大即为阳性。注意后交叉韧带断裂时，该体位胫骨上端因为重力而下陷，可能会出现假阳性，需要将胫骨拉至正常位置后再检查。

2. **拉赫曼（Lachman）试验**（图5-4-3）。患者仰卧在床上，膝关节屈曲10°～30°，下肢肌肉放松。检查者一只手固定患者大腿下端，另一只手抓住患者小腿上端，用力使患者大腿和小腿上下错动，胫骨上端前移无韧带拉紧与抵抗的感觉即为阳性。也要注意后交叉韧带断裂时，该体位胫骨上端因为重力而下陷，可能会出现假阳性，需要将胫骨拉至正常位置后再检查。

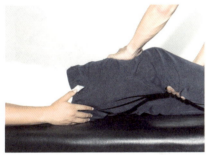

图5-4-3 拉赫曼试验

3. **转轴试验**（图5-4-4）。患者仰卧在床上，大腿抬到与床面夹角约45°，伸直膝关节。检查者一只手握住患者脚使其小腿向内旋转，另一只手放在患者膝关节处施加向外翻转的力，然后让患者逐渐屈膝，有错动感即为阳性。

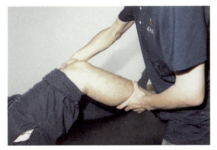

图5-4-4 转轴试验

（二）膝关节后交叉韧带损伤

损伤史与膝关节前交叉韧带损伤类似，常可闻及"啪"的撕裂音，膝关节剧烈疼痛，迅速肿胀。最初肿胀限于关节内，如果关节囊破裂，肿胀可蔓延至腘窝部，并累及小腿后侧，逐渐出现皮下瘀斑。若合并膝关节内侧侧副韧带或外侧侧副韧带损伤，可出现内、外翻异常运动和内、外旋转不稳现象，韧带局部可出现疼痛和肿胀。

我们可以借助以下方法辅助诊断膝关节后交叉韧带损伤。

1. **后抽屉试验**（图 5-4-5）。患者仰卧在床上或坐在凳子上，膝关节屈曲 90°。检查者用手向对面推患者胫骨上端（小腿上端靠近膝关节处），若有异常向后移动的情况即为阳性。注意与膝关节前交叉韧带损伤鉴别。

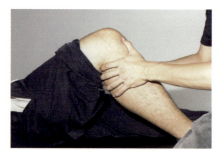

图 5-4-5　后抽屉试验

2. **股四头肌动力试验**（图 5-4-6）。患者坐在凳子上，膝关节屈曲 90°，将膝关节抬起来逐渐伸直。在伸膝过程中发现后移的胫骨向前移动即为阳性。

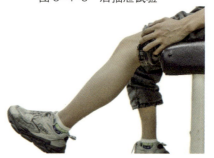

图 5-4-6　股四头肌动力试验

确诊还需要进行 X 线、MRI、关节镜检查，以及 KT-2000 膝关节测量仪检查。

三、运动康复方法

膝关节交叉韧带损伤急性期应制动休息，24～48 小时内冰敷，48 小时后可热敷并抬高患肢，并对患肢进行固定（固定角度应保持在膝关节屈曲 5°～10°）。

交叉韧带急性损伤后，无论采取手术治疗还是保守治疗，都必须进行正规而系统的伤后功能恢复。交叉韧带损伤的运动康复目标是恢复膝关节功能（主要体现在肌力、活动度、本体感觉[①]的恢复），同时调整下肢运动链，强化躯干与骨盆的稳

[①]　马晓丽，马小远，宋祺鹏. 高运动需求者前交叉韧带重建术后不同时期的肌肉力量、本体感觉和足底触觉与重返运动的相关性研究 [J]. 中国康复医学杂志，2023，38（9）.

定性。

（一）膝关节前交叉韧带损伤的伤后功能恢复

1. 活动度训练。

（1）**屈曲活动度训练**：应该遵循循序渐进的原则。术后3天内可被动屈曲来活动膝关节，屈曲角度不宜过大，应该控制在45°以内。术后1～2周，可主动屈曲膝关节（方法详见"膝关节侧副韧带损伤"），角度应该达到90°。

（2）**腘绳肌静力性收缩**：详见"膝关节侧副韧带损伤"。

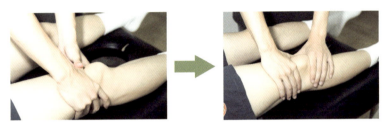

图5-4-7　髌骨被动活动

（3）**髌骨被动活动**（图5-4-7）：向左右两侧推动髌骨几次，以防止髌骨粘连。

2. 肌力训练。

（1）**踝泵训练**：详见"膝关节侧副韧带损伤"。

（1）**股四头肌肌力训练**：前期股四头肌肌力训练时膝关节保持在屈曲60°～90°。

①**股四头肌静力性收缩**：详见"股四头肌挫伤"。

②**直腿抬高**：详见"膝关节侧副韧带损伤"。

③**靠墙下蹲**（图5-4-8）：术后4周开始锻炼。身体靠墙，两腿分开与肩同宽，下蹲角度逐渐递增，缓慢向下滑动。过程中要求小腿与墙面保持平行，每个角度维持10秒。

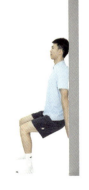

图5-4-8　靠墙下蹲

④**靠墙静蹲两腿夹球**：详见"膝关节侧副韧带损伤"。

（3）**比目鱼肌肌力训练（站立位屈膝抗阻）**：站立位，将弹力带一端固定于固定物上，另一端绑于膝关节后方上侧，膝关节微曲，抵抗弹力带阻力伸直膝盖（图 5-4-9）。

（4）**髋部肌肉肌力训练**[①]。

①**俯卧抬腿**：详见"膝关节侧副韧带损伤"。

②**侧卧直抬腿**[②]：详见"髌骨软骨软化症"。

③**蚌式开合**：详见"髌骨软骨软化症"。

④**侧卧内抬腿**（图 5-4-10）：侧卧位，患侧在下，健侧屈膝在上，健侧脚踩地，将患侧膝关节伸直抬离床面。

（5）**核心肌力训练**[③]：

①**平板支撑**（图 5-4-11）：两手撑地，与肩同宽，掌心向下置于瑜伽垫上，两臂与地面成 90°。两腿并拢伸直，呈一条直线，与躯干保持在同一平面。整个过程要保持身体稳定，尽量不要晃动，不要憋气。尽可能在标准姿势下保持更长时间。

②**臀桥**：详见"髌骨软骨软化症"。

3. 本体感觉训练。

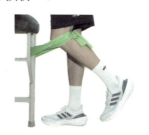

图 5-4-9　站立位屈膝抗阻

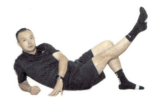

图 5-4-10　侧卧内抬腿

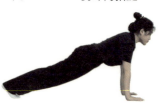

图 5-4-11　平板支撑

① 韩亚兵，刘少青，李新通，等.髋部神经肌肉训练对女子足球运动员前交叉韧带损伤风险的影响 [J].中国康复理论与实践，2023，29（7）.
② 顾莉亚，傅洁，李强.体医融合对大学生前交叉韧带损伤康复效果的研究 [J].福建体育科技，2023，42（4）.
③ 薛博士，林昌瑞，郑亮亮，等.核心稳定性训练降低落地动作前交叉韧带损伤的风险 [J].中国组织工程研究，2024，28（16）.

（1）单腿微曲站立训练：详见"膝关节侧副韧带损伤"。

（2）星状平衡（图5-4-12）：两手叉腰，上半身保持正直，将患侧下肢　趾放于中心，两眼平视前方，另一侧下肢脚尖分别去触碰"Y"的三个方向。

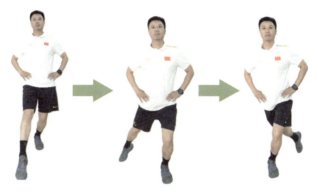

图5-4-12　星状平衡

后期增加折返跑、"8"字跑、反向跑、交叉跑、侧方跑训练；增加跳跃运动，原地从两腿跳过渡到患侧单腿跳，然后进行上下和水平方向跳跃。同时还可以进行脚底触觉训练，有效恢复本体感觉。

（二）膝关节后交叉韧带损伤的伤后功能恢复

在伤后功能恢复初期，应避免膝关节屈曲超过70°[①]。随着患者功能的恢复，可逐步加入日常生活活动的锻炼，直至恢复基本的运动功能。

1. 活动度训练。

（1）屈曲活动度训练：术后2周进行被动屈曲膝关节训练，屈膝角度在0°～60°，防止过度伸膝。术后4周屈膝角度达到70°。术后5周，进行主动膝关节屈曲训练，6周后屈膝屈

---

① 永生，丁晶．后交叉韧带损伤的治疗进展[J]．西南国防医药，2015，25（2）.

膝角度达到 90°，3 个月时屈膝角度达到 120° [①]。

（2）髌骨被动活动：与前交叉韧带损伤类似。

2. 肌力训练。

（1）踝泵训练：详见"膝关节侧副韧带损伤"。

（2）股四头肌训练。

①**股四头肌静力性收缩：**详见"股四头肌挫伤"。

②**直腿抬高：**详见"膝关节侧副韧带损伤"。

③**靠墙浅蹲（屈膝角度不可超过 70°）：**详见"股四头肌肌腱末端损伤"。

（3）**腘绳肌训练：**腘绳肌等长收缩。

4）**髋关节肌力训练** [②]。

①**俯卧抬腿：**详见"膝关节侧副韧带损伤"。

②**侧卧内抬腿：**与前交叉韧带损伤类似。

3. 本体感觉训练。本体感觉训练与前交叉韧带损伤的训练类似，可以参考前交叉韧带损伤的伤后功能恢复。

第五节　半月板损伤

一、概述

半月板损伤是由于急性创伤或慢性劳损导致半月板结构破坏，包括半月板和盘状软骨撕裂、半月板囊肿、半月板周围炎

---

① 宋锐，徐斌，涂俊. 后交叉韧带损伤早期与延期治疗关节内并发症分析及临床疗效评价 [J]. 中国运动医学杂志，2020，39（5）.

② 荀建军. 后交叉韧带损伤与康复 [J]. 河北医药，2006，28（9）.

及半月板过度活动等。[1]

半月板呈半月形，内外各一，像海绵垫一样覆盖在胫骨平台（膝盖前方）关节面的2/3，内侧半月板呈"C"字形，外侧半月板呈"O"字形（图5-5-1）[2]。半月板具有传递负荷、吸收震荡、减少应力、保护和营养关节软骨、增强润滑、维持膝关节稳定及限制膝关节过伸过屈的作用。

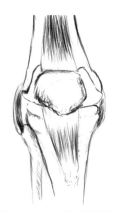

图5-5-1　半月板示意图

当膝关节屈曲时，半月板向后移动；当膝关节伸直时，半月板向前移动。在膝关节半屈曲位下做小腿外展外旋或内收内旋时，两侧半月板各向前后移动。在膝关节屈伸伴有扭转内外翻动作时，半月板本身产生矛盾运动，使其在股骨与胫骨平台之间发生剧烈研磨而致伤。严重时，因破裂的半月板突然移位，被卡在股骨髁与胫骨平台之间，出现膝关节不能屈伸的"交锁"（膝关节屈伸活动时，半屈曲固定，伸直出现障碍，发生突然"卡住"的情况）现象。此外，膝关节突然猛力过伸及腘绳肌肌腱前后割裂，也可引起半月板前角或半月板边缘分离[3]。半

① 亓建洪.运动创伤学 [M].北京：人民军医出版社，2008.

② 王予彬、王人卫.运动创伤学 [M].北京：人民军医出版社，2006.

③ 王海峰、高俊.对速滑运动员膝关节损伤的病因分析 [J].冰雪运动，2005（5）.

月板长期反复被磨损或微小创伤也可能造成半月板损伤。半月板损伤的发生还与年龄、性别、肥胖和关节稳定性有关。

根据损伤部位，半月板损伤可分为前角损伤、体部损伤、后角损伤等；根据损伤类型，半月板损伤可分为纵裂、横裂、斜裂、水平撕裂、复杂撕裂及退行性撕裂[①]。半月板急性损伤时，关节内可有渗出及出血，关节肿胀。合并膝关节内侧副韧带、前交叉韧带损伤时，肿胀更加严重。渗出及出血一般在 2 ～ 3 周后吸收消退。在慢性期，半月板破裂口边缘多呈增殖性增厚，少数被碾压成尖锐的片状。大多数破裂部位呈缺血性改变，表面覆盖的残留滑膜多增厚、苍白，有些呈淡黄色。若损伤发生在半月板边缘外 1/3 带，软骨细胞和滑膜细胞极易增殖，两种细胞增殖和毛细血管充血、增生，可能修复破裂缘，使半月板逐渐趋于自然平复状态，但是白细胞、淋巴细胞集聚较为显著。

二、症状、体征与诊断

各年龄段均可能出现半月板损伤，多数患者有急性扭转史。半月板发生损伤时立即会感到疼痛，关节肿胀，活动受限，关节活动时可以听见"咔哒"声或出现弹响。可能出现膝关节交锁，若忍着不适继续活动一下膝关节，该现象可有缓解，活动可恢复正常。部分患者膝关节交锁不能缓解，膝关节屈曲变形。同时可能出现"打软腿"的情况。膝关节间隙按压出现疼痛，且压痛点恒定位于患侧。

我们可以借助以下方法辅助诊断半月板损伤。

---

① 王煜. 运动软组织损伤学 [M]. 成都：四川科学技术出版社，2010.

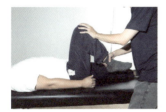

图 5-5-2　膝关节过屈试验

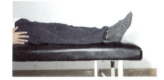

图 5-5-3　膝关节过伸试验

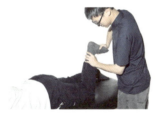

图 5-5-4　研磨试验

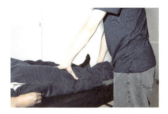

图 5-5-5　半月板挤压试验

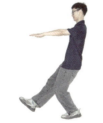

图 5-5-6　单腿半蹲试验

1.膝关节过屈试验（图 5-5-2）。患者仰卧，尽量屈曲膝关节（检查者可给予外力协助），若膝关节间隙处疼痛即为阳性。

2.膝关节过伸试验（图 5-5-3）。患者仰卧，尽量伸直膝关节，若膝关节出现疼痛即为阳性。

3.研磨试验（图 5-5-4）。患者俯卧，屈膝至 90°。检查者向床面方向对患者的膝关节施加压力的同时内外旋转膝关节，患者沿胫股关节线出现疼痛即为阳性，提示半月板损伤。

4.半月板挤压试验（图 5-5-5）。患者坐位或仰卧，膝关节伸直。检查者从侧方施加压力挤压半月板，若膝关节间隙疼痛即为阳性。

5.单腿半蹲试验（图 5-5-6）。患者做单腿下蹲，出现膝关节疼痛、无力、两侧压痛即为阳性。

6.半月板摇摆试验（图 5-5-7）。患者仰卧，将膝关节伸直或半屈。检查者一只手握住患者患侧膝关节，拇指放在膝关节内侧或外侧间隙，压住半月板边缘，另一只手握住患者脚底并内外摇摆小腿，若前手的拇指感到鞭状、条状物在关节间隙进出、滑动或者听见响声，或患者有疼痛感，即为阳性。

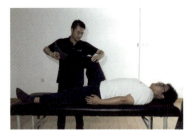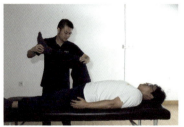

图 5-5-7　半月板摇摆试验

确诊还需要进行 X 线、关节造影、MRI 等检查。

三、运动康复方法

（一）急性期

应立即停止活动，原地休息，尽快冰敷；用纱布进行加压包扎，患肢伸直位固定，抬高患肢，及时就医。

（二）伤后功能恢复期

以下运动康复方法适用于保守治疗者，或手术患者术后膝关节功能恢复时。半月板损伤的功能恢复应注重活动度、本体感觉和肌力[①]的全面恢复，运动康复应尽早开始。

1. **活动度训练**。先恢复膝关节伸[②]的角度，后逐渐恢复屈曲角度，以不引起疼痛为宜。

（1）**主动屈曲膝关节**：详见"膝关节侧副韧带损伤"

（2）**腘绳肌静力性收缩**：详见"膝关节侧副韧带损伤"。

（3）**髌骨被动活动**：详见"膝关节交叉韧带损伤"。

2. **本体感觉训练**。术后早期进行患肢本体感觉训练可以促进本体感觉的恢复，提升患肢肌肉的控制能力，改善关节功能。

---

① 成旭卓.膝关节半月板损伤后康复治疗 [J].中文科技期刊数据库（全文版）医药卫生，2022（7）.

② 王丹丹.膝关节半月板损伤及术后对患者理疗康复护理的效果评价 [J].中文科技期刊数据库（全文版）医药卫生，2023（6）.

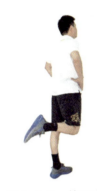

图 5-5-8　单腿站立

（1）**单腿站立**[1]（图 5-5-8）：站立位，两手叉腰，患侧腿单脚自然站立，健侧腿离地保持平衡后，维持静态姿势。

（2）**步行训练**[2]。

（3）**其他**。后期可以进行慢跑训练、速度训练、小跳训练、自行车训练、画圈及"8"字形走、直线慢跑、大范围的"S"形及"8"字形慢跑、小范围的"Z"字形及"8"字形慢跑、慢起跑慢停。

3. 肌力训练。

（1）**踝泵训练**：详见"膝关节侧副韧带损伤"。

（2）**股四头肌肌力训练**。

①**股四头肌静力性收缩**：详见"股四头肌挫伤"。

②**直腿抬高**：详见"膝关节侧副韧带损伤"。内侧半月板手术患者术后第 3 天开始直腿抬高，外侧半月板手术患者术后第 5 天开始直腿抬高。[3]

③**靠墙静蹲**：详见"股四头肌肌腱末端损伤"。

（3）**臀肌肌力训练**：

①**侧卧直抬腿**：详见"髌骨软骨软化症"。

②**俯卧抬腿**：详见"膝关节侧副韧带损伤"。

③**腘绳肌联合腓肠肌牵拉**（图 5-5-9）：长坐位，上身保持垂直坐在垫上。患侧腿伸直

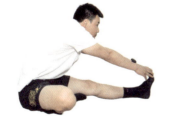

图 5-5-9　腘绳肌联合腓肠肌牵拉

---

① 郭亚俏，贾静，刘静，等 . 速肌力视觉反馈训练对半月板损伤患者关节镜术后膝关节肌力、本体感觉和关节功能康复的影响 [J]. 临床与病理杂志，2022，42（9）.

② 刘伟，段添栋，顾九君 . 神经肌肉训练对膝关节半月板损伤患者术后功能恢复的临床效果及预后影响因素分析 [J]. 中国现代医生，2023，61（18）.

③ 包莺，于亮 . 足球运动中半月板损伤的特点、伤后处理及康复 [J]. 辽宁师范大学学报：自然科学版，2007，30（2）.

微向外，脚尖朝外，健侧脚掌贴于患侧大腿内侧。两手向前伸直，也可尝试抓握前脚脚尖，上身前倾向大腿靠近。

四、预防

及时调整下肢力线[1]，膝关节内翻时，内侧半月板所受压力负荷更高，内侧半月板损伤风险更大。单纯力线矫正也可促进后根部愈合和提高临床疗效。在运动中尽量避免紧急制动[2]。

第六节 膝关节外侧疼痛综合征

一、概述

膝关节外侧疼痛综合征在运动员中多见，主要表现为长跑、竞走、上下楼梯或主动屈伸膝关节过程中出现膝关节外侧（图 5-6-1）刺痛、剧痛或有烧灼感[3]，是一种慢性损伤性疾病。

慢性创伤是膝关节外侧疼痛综合征公认的损伤原因。膝关节长时间在一定范围内伸屈运动，

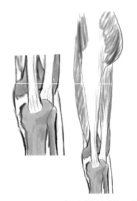

图 5-6-1　膝关节外侧示意图

---

① 许涛，周游.下肢力线与内侧半月板损伤修复新进展 [J]. 中国骨伤，2022，35（6）.

② 蒲磊，漆正堂.半月板运动损伤力学机制及差异基因分析 [J]. 当代体育科技，2022，12（33）.

③ 温寿浩，辛伟，卢扬帆，等.手法电针结合冲击波治疗膝外侧疼痛综合征临床疗效观察 [J]. 中医临床研究，2020，12（30）.

髂胫束、膝关节外侧副韧带与股骨外上髁反复摩擦，导致膝关节外侧软组织及疏松结缔组织出现慢性损伤性炎症或滑膜囊炎。

其病理变化可能是滑囊炎、髂胫束下软组织炎、腘肌肌腱炎[①]。

二、症状、体征与诊断

患者可能无明显的外伤史。在股骨外上髁或周围出现疼痛，以刺痛为主。膝关节外侧副韧带与膝关节间隙交界处和股骨外上髁处按压有疼痛感。运动时疼痛加重，休息时缓解。腓骨头上方稍肿胀。有些患者可出现"打软腿"现象。如果病程较长，还可能出现股四头肌萎缩。

我们可以借助以下方法辅助诊断膝关节外侧疼痛综合征。

髂胫束压迫试验（图 5-6-2）：患者侧卧，患侧腿在上。检查者一只手拇指置于患者患侧腿髂胫束股骨外上髁部位（在该点施压），另一只手轻抓患者脚踝，让患者做被动的屈伸膝关节动作（可重复几次）。若患者在被动屈膝约 30° 时感到疼痛，则为阳性。

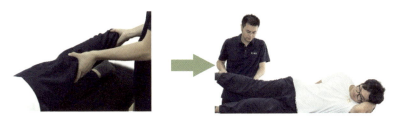

图 5-6-2 髂胫束压迫试验

确诊还需要进行 MRI 检查。

---

① 王煜.运动软组织损伤学 [M]. 成都：四川科学技术出版社，2010.

三、运动康复方法

（一）急性期

急性期／症状发作期应避免进行膝关节的反复屈伸，并对膝关节进行冰敷，达到缓解疼痛与肿胀的效果。

（二）伤后功能恢复期

膝关节外侧疼痛综合征的运动康复主要以放松髂胫束及臀中肌肌力训练为主，同时增强核心肌肉的肌力。

1. 臀中肌肌力训练。

（1）侧卧直抬腿：详见"髌骨软骨软化症"。

（2）髋关节抗阻外旋：详见"膝关节侧副韧带损伤"。

2. 核心肌力训练[①]。

（1）腹式呼吸（图5-6-3）：仰卧，用鼻子吸气，吸气时肚子往上顶，顶至极限后用嘴缓慢呼气，肚脐向脊柱的方向收紧至极限。呼吸过程缓慢，反复进行。

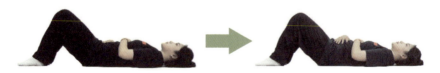

图5-6-3　腹式呼吸

（2）平板支撑：详见"膝关节交叉韧带损伤"。

3. 髂胫束牵拉。详见"髌骨软骨软化症"。

---

① 徐尊.髋部强化训练对女性跑步者髂胫束综合征康复的实验研究[J].体育科技文献报，2021，29（12）；何丹，涂小华.下肢肌力训练对髂胫束综合征治疗作用的研究进展[J].中国骨伤，2023，36（2）.

第七节　髌骨周缘腱附着处损伤

一、概述

髌骨周缘腱附着处损伤是一种股四头肌肌腱、髌腱及伸膝腱膜在髌骨附着处的慢性损伤[①]。髌骨周缘腱附着处损伤多见于跳跃、篮球、排球、足球、击剑等项目的运动员及体力劳动者。

股四头肌是稳定膝关节的重要肌肉。伸膝腱膜是股四头肌内外侧头的肌腱向远端的延续部分（止于胫骨内外髁），它与髌腱、股四头肌肌腱及韧带共同构成髌骨周缘腱组织（图5-7-1）。

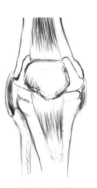

图 5-7-1　髌骨周缘腱组织示意图

在膝关节屈伸活动过程中，髌骨起到了增加力矩和传递股四头肌力量的作用，而髌股关节的稳定，则主要是靠股四头肌的力量及伸膝腱膜。在半蹲位运动或跳跃等活动中，除了髌股关节面承受的压应力和扭转应力增大，髌骨周缘腱组织也将受到很大的牵拉应力，可能导致该处损伤。

髌骨周缘腱附着处损伤可由慢性劳损及急性损伤导致。过

---

① 王煜.运动软组织损伤学 [M]. 成都：四川科学技术出版社，2010.

度负荷是髌骨周缘腱附着处损伤的常见病因。跳跃项目的运动员长期大量专项训练过多，反复牵拉髌腱及股四头肌肌腱在髌骨的附着处，引起血供障碍而导致损伤。猛力跳跃时，造成的负荷超过了髌骨周缘腱组织的负荷能力，也可损伤髌腱和股四头肌肌腱，甚至出现小的撕脱骨折（肌肉突然的剧烈牵拉使起止于骨骼上的肌腱部分或全部撕脱），即所谓的"镜下骨折"。直接暴力撞击髌骨周缘腱附着处，也可导致急性损伤，若治疗不彻底，可转为慢性损伤。

髌骨周缘腱附着处损伤的病理变化包括肌腱及腱围（肌腱周围的由疏松结缔组织组成的膜状网状结构）变为黄褐色，腱围充血、水肿、肥厚，与髌腱粘连，并有血管侵入。肌腱本身变粗、变硬，瘢痕增生，有腱内骨刺形成，这种骨刺内部有时可见骨小梁断裂。腱围呈纤维变、血管增生或小圆细胞浸润等。

二、症状、体征与诊断

患者往往有髌骨周缘腱组织过度负荷史或者曾经有过一次较大的局部损伤，又未得到合理治疗，仍坚持训练的历史。主要症状是在半蹲位（膝屈曲 $60°\sim100°$）运动、上下楼梯或起跳发力、急停时感膝关节前方疼痛，或突然"打软腿"[①]。患者常感膝关节酸软乏力，重者在行走或休息时也感疼痛。检查时可见股四头肌萎缩，髌骨尖及底部前方（膝关节前方）轻度肿胀。髌骨周缘腱附着处按压痛，以髌尖区、髌底缘最多见，局部可触及肥厚变性的组织等。

我们可以借助以下方法辅助诊断髌骨周缘腱附着处损伤。

---

① 王煜.运动软组织损伤学 [M]. 成都：四川科学技术出版社，2010.

1. **膝关节突屈试验**（图 5-7-2）。患者仰卧，伸直膝关节。检查者一只手拇指压在患者患侧髌腱上（膝关节前下方），其余四指抓握在膝关节后面，另一只手用同样手势抓握患者膝关节，拇指放在前一只手的拇指上。检查者两手拇指同时向下用力压，同时让患者突然弯曲膝关节，患者出现疼痛即为阳性。

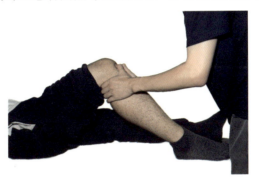

图 5-7-2　膝关节突屈试验

2. **髌腱紧张压痛试验**（图 5-7-3）。患者仰卧，伸直膝关节。检查者一只手拇指放在患者患侧髌尖，其余四指抓握在膝关节后面，另一只手掌根压在前一只手拇指上，此时患者有疼痛感。随后让患者微屈膝关节、放松股四头肌，检查者用与膝关节突屈试验相同的手法和力量按压，此时患者疼痛感减轻即为阳性。

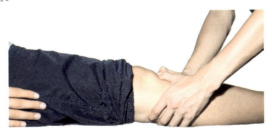

图 5-7-3　髌腱紧张压痛试验

确诊还需要进行 X 线检查。

三、运动康复方法

髌骨周缘腱附着处损伤的运动康复应从三方面着手。先是增加下肢力量，其次是增强髌周柔韧性，再次是恢复关节活动度。

（一）下肢力量训练

1. 股四头肌力量训练。

（1）股四头肌静力性收缩：详见"股四头肌挫伤"。

（2）直腿抬高：详见"膝关节侧副韧带损伤"。

（3）靠墙静蹲：详见"股四头肌肌腱末端损伤"。

（4）动态浅蹲：详见"股四头肌挫伤"。

（5）靠墙滑行：详见"髌骨软骨软化症"。

2. 髋周力量训练。

（1）侧卧直抬腿：详见"髌骨软骨软化症"。

（2）蚌式开合：详见"髌骨软骨软化症"。

（二）髌周柔韧性训练

1. 股四头肌牵拉。详见"股四头肌肌腱末端损伤"。

2. 髂胫束牵拉。详见"髌骨软骨软化症"。

3. 内收肌牵拉。详见"髌腱炎"。

（三）关节活动度训练 ①

适当增加膝关节的活动度训练，每次屈伸均以到末端不能再屈伸为限。

1. 主动伸膝训练。仰卧位，主动将膝关节伸直至最大限度。

2. 主动屈膝训练。坐位，主动将膝关节屈曲至最大限度。

---

① 井伽因，王红杰.拇指点按法在髌骨张腱末端病的临床疗效观察 [J]. 中国医药指南，2023，21（11）.

四、预防

避免在较硬的场地进行急停和扭转活动，同时增加小腿和脚底肌力[1]，以缓冲起跳及落地时的震动。

第八节　髌下脂肪垫损伤

一、概述

髌下脂肪垫损伤又称髌下脂肪垫炎，是临床常见的导致膝关节疼痛及功能受限的疾病[2]，是一种无菌性炎症。髌下脂肪垫损伤多见于篮球、足球、排球、跳跃等项目的运动员和体力劳动者。

髌下脂肪垫是位于股骨、胫骨与髌腱之间的锥形间隙里的脂肪组织（图5-8-1），具有缓冲髌骨与股骨、髌腱与胫骨前缘之间的撞击，衬垫及润滑的作用。

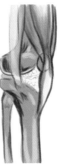

图5-8-1　髌下脂肪垫示意图

[1]　王安利.田径运动员膝关节损伤原因与预防 [J]. 田径，2002（8）.
[2]　陈莎，何桂华，印帅，等.髌下脂肪垫炎的治疗概况 [J]. 西南国防医药，2014，24（8）.

髌下脂肪垫损伤的常见病因及机制如下。

1. 直接外伤。多见于撞击、扭挫。在膝关节外伤时，髌下脂肪垫也会受到牵连。

2. 间接外伤。多见于运动员。膝关节突然猛烈的过伸与旋转，髌下脂肪垫来不及上移，被钳夹于股胫关节面之间引起急性损伤。例如，足球运动员踢球时脚踢空或跌伤下肢会造成髌下脂肪垫的扭挫伤。

3. 慢性损伤。膝关节反复多次过度屈伸、负重，导致膝关节过伸或股四头肌无力，不能充分向上牵拉髌下脂肪垫，引起髌下脂肪垫慢性损伤。

4. 其他部位损伤累及髌下脂肪垫。如半月板损伤、膝关节前交叉韧带损伤、髌前滑囊炎、腰臀部软组织损伤等均可累及髌下脂肪垫。

5. 寒湿环境。长期在潮湿寒冷条件下作业也可能造成髌下脂肪垫损伤[①]。

髌下脂肪垫损伤后会发生出血、水肿、变性增生或纤维化，造成髌下脂肪垫肥大，可能伴有周围组织粘连和钙化。

二、症状、体征与诊断

患者多有膝关节受伤史或过度活动史。伸膝时活动受限，并有膝关节过伸疼痛。患者可有"假性交锁"，即因肥厚的髌下脂肪垫挤在前关节间隙而引起"卡住"的感觉，经短时间休息即可好转[②]。急性损伤可能出现关节积液，病程较长且严重时可能出现股四头肌萎缩。挤压髌下脂肪垫，在小腿、脚跟（趾）

---

① 刘庚辰.髌下脂肪垫损伤的诊治 [J]. 中国运动医学杂志，1991（2）.
② 王煜.运动软组织损伤学 [M]. 成都：四川科学技术出版社，2010.

可出现放射痛。

我们可以借助以下方法辅助诊断髌下脂肪垫损伤。

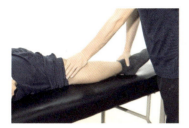

图5-8-2　髌韧带松弛紧张压痛试验

1.髌韧带松弛紧张压痛试验（图5-8-2）。患者仰卧，放松患侧膝关节。检查者一只手拇指放在患者患侧髌韧带（膝关节前下方）处，用力向下压，此时患者会出现疼痛感。然后让患者勾脚，检查者再用同样大小的力按压髌韧带处，若患者疼痛减轻或消失即为阳性。

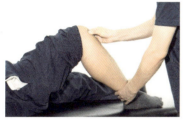

2.过伸挤压试验（图5-8-3）。患者仰卧。检查者一只手拇指、示指分别压在患者患侧内、外膝眼部，另一只手握住小腿上部，施加力量使患者膝关节伸直。膝关节过伸时患者出现疼痛即为阳性。

确诊还需要进行X线检查。

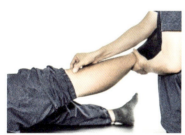

图5-8-3　过伸挤压试验

三、运动康复方法

髌下脂肪垫急性损伤应及时就医，运动康复主要以增加下肢肌力、强化膝关节柔韧性和稳定性为主。

（一）下肢肌力训练

1.股四头肌肌力训练[①]。

（1）**股四头肌静力性收缩**：详见"股四头肌挫伤"。

（2）**直腿抬高**：详见"膝关节侧副韧带损伤"。后期可

① 汤文德.浅析举重运动员髌下脂肪垫的损伤及预防[J].少年体育训练，2007（6）；刘燕萍.跆拳道运动员髌下脂肪垫损伤发生机制及治疗探讨[J].西安体育学院学报，2002，19（4）.

在脚踝处绑缚沙袋进行负重训练。

（3）靠墙静蹲：详见"股四头肌肌腱末端损伤"。

（4）靠墙静蹲两腿夹球：详见"膝关节侧副韧带损伤"。

2.臀桥。详见"髌骨软骨软化症"。

（二）膝关节柔韧性训练①

1.股四头肌牵拉。详见"股四头肌肌腱末端损伤"。

2.腘绳肌联合腓肠肌牵拉。详见"半月板损伤"。

（三）膝关节稳定性训练

1.单腿微曲站立训练。详见"膝关节侧副韧带损伤"。

2.单腿屈膝训练（图5-8-4）。站立位，两手放于身侧，患侧腿单腿自然站立，健侧腿离地。保持平衡后，让患侧腿缓慢、自然地做屈膝屈髋动作。训练过程中患侧腿膝关节不超出脚尖，健侧腿的脚尖靠近地面但不着地。

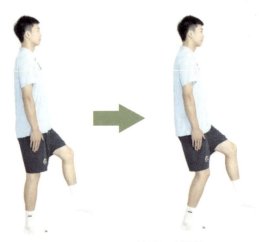

图 5-8-4　单腿屈膝训练

---

① 王智斌，丁杰，陈根，等.膝前痛的常见病因及康复治疗措施的研究进展 [J]. 中国老年保健医学，2023，21（3）.

第九节　蛙泳膝

一、概述

蛙泳膝是膝关节内侧副韧带受到过度应力而导致的拉伤，在游泳运动员中的发病率约为 27%，在蛙泳运动员中的发病率约为 75%。

膝关节内侧副韧带又称胫侧副韧带，是膝关节内侧的主要支持结构。在膝关节伸直过程中其张力会增加。蛙泳膝与膝关节过度使用[①]、肌力弱及柔韧性差等综合因素有关。在蛙泳蹬腿过程中，两腿首先快速屈曲并外翻，这个动作能使腿部处于最佳的发力姿势，但随后的蹬夹动作会使两腿用力靠拢，膝关节内侧副韧带阻止膝关节和股骨外旋，受到很大的应力。随着运动训练年限和训练量的增加，发生蛙泳膝的危险也随之增加。

造成蛙泳膝的另一个原因是蛙泳蹬腿时，两膝与胫骨需用力，容易使膝关节受损，造成半月板炎症、损伤等。半月板是膝关节内的一个"衬垫"结构，具有缓冲压力的作用。半月板会随着膝关节的运动而活动，以保持膝关节的灵活性。突然急转、反复深蹲、退行性病变等，均会引起半月板损伤，而半月板损伤会刺激关节产生滑膜炎，同时也会损伤关节的软骨面，造成膝关节骨性关节炎。

二、症状、体征与诊断

轻度损伤时，膝关节内侧副韧带轻度拉伤，膝关节内侧有压痛，关节积液不明显。

中重度损伤时，膝关节内侧副韧带撕裂，伴有半月板或交

---

① 张鹏.蛙泳膝的预防训练方法 [J]. 中国体育教练员，2011，19（3）.

叉韧带损伤，膝关节有轻度到中度肿胀，局部剧痛，皮下淤血、青紫，并且关节僵直、屈曲不灵活，被动活动受限，稳定性差。患者多使用脚尖走路，不能脚掌着地。

三、运动康复方法

研究表明，在练习环节中减少蛙泳训练距离是减少蛙泳膝的最有效手段。冰敷、改变踢腿技术、增加髋关节旋转的伸展运动及服用阿司匹林也可能有效[①]。另外，我们也可以从加强髋关节和膝关节周围肌群力量的练习入手[②]。除了进行肌力训练，还要注重耐力、稳定及柔韧性的练习，以预防损伤。

这里介绍一些针对膝关节周围肌肉及韧带的训练方法：

1. 腘绳肌联合腓肠肌牵拉。详见"半月板损伤"。

2. 股四头肌牵拉。详见"股四头肌肌腱末端损伤"。

3. 侧卧直抬腿。详见"髌骨软骨软化症"。每组 10 次，共完成 3 组。

4. 靠墙静蹲。详见"股四头肌肌腱末端损伤"。

5. 膝关节稳定性训练[③]。

（1）**星状平衡**：详见"膝关节交叉韧带损伤"。

（2）**螃蟹步移动**：详见"股四头肌挫伤"。

---

① Rovere G D，Nichols A W. Frequency，associated factors，and treatment of breaststroker's knee in competitive swimmers[J]. Am J Sports Med，1985，13（2）.

② 房昶，陆一帆. 蛙泳膝的损伤特点及其防治 [J]. 当代体育科技，2014，4（31）.

③ 张鹏. 蛙泳膝的预防训练方法 [J]. 中国体育教练员，2011，19（3）.

第十节 髌前滑囊炎

一、概述

髌前滑囊为充满少量滑液的囊性结构[①]（图 5-10-1），其功能是减少肌肉肌腱、骨骼或皮肤之间的摩擦。滑囊炎是指滑囊的炎症，其特征是滑膜增厚、滑囊内液体增多，局部疼痛及邻近的软组织肿胀。髌前滑囊炎多由髌前撞击或慢性机械刺激所致[②]，长期慢性炎症导致滑囊纤维化、反复肿胀、疼痛。

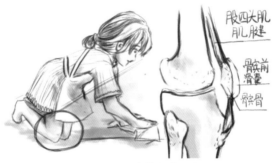

图 5-10-1 髌前滑囊示意图

正常情况下髌前滑囊内有少量滑液，满足膝关节日常活动需求。但当外伤、感染等原因致囊液增多时，就会引起髌前滑囊炎。创伤性损伤是髌前滑囊炎最重要的致病因素，分为急性损伤和慢性损伤，其中慢性损伤较为常见，往往由长期、持续、反复的摩擦引起[③]，多发生于长期跪姿的人群。渔民在渔船上

① 刘文，丁长青，王雪璐，等.髌前滑囊炎的临床及磁共振成像表现特征 [J].现代医学与健康研究电子杂志，2022，6（17）.
② 朱绍阳，刘玉强，刘宁.关节镜下清理治疗髌前滑囊炎疗效分析 [J].医药论坛杂志，2020（11）.
③ 蔡彬，张长虹，陈庚，等.关节镜下手术结合持续负压吸引治疗膝关节髌前滑囊炎 [J].实用骨科杂志，2018（5）.

进行人工撒网作业，常需要长期反复"膝顶"作业，也容易发生髌前滑囊炎，因此也称为渔民膝。

急性损伤所致髌前滑囊炎多为一次偶然的急性外伤后迅速出现，滑囊积液往往是血性，色淡红，处理不当就会转化为慢性髌前滑囊炎。

二、症状、体征与诊断

主要表现为髌前局限性肿块[1]，触之有波动感，柔软，界限清楚，有轻度疼痛或无痛，膝关节功能不受限。

髌前滑囊炎的声像图特征如下。

1. 髌骨与皮肤之间有积液[2]。积液与皮肤紧贴，积液后影像上显示的暗区可变小甚至消失，大部分积液内可见线样强回声分隔，积液呈多房样。积液多，分隔多；积液少，分隔不明显。

2. 积液周围的滑膜及囊壁增厚。一般 2～6mm，大部分呈绒毛结节状隆起，部分滑囊壁见细小的强回声光点。

3. 滑膜及囊壁见血液流动征象。

临床上主要应与引起膝前肿胀的软组织创伤、关节内外感染、炎症性关节病、髌腱炎、髌股关节综合征、膝关节骨关节炎、胫骨结节骨骺炎（Osgood-Schlatter 病）、髌骨骨折及良恶性肿瘤等相鉴别。

三、治疗方法

髌前滑囊炎目前还没有很好的运动康复方法，下面介绍几

---

① 陈峰，金先跃.关节镜下等离子刀治疗髌前滑囊炎 [J]. 中国内镜杂志，2008（5）.
② 杨柳，陈彩.高频彩色多普勒超声诊断髌前滑囊炎 [J]. 中国医学影像学杂志，2012，20（6）.

种常用治疗方法。

1. 穿刺抽取积液[①]。当膝关节肿胀明显时，可以前往医院进行穿刺抽取积液。

2. 针灸。可以针刺膝周穴位[②]，或者在肿胀部位施加盐姜灸[③]。

3. 推拿按摩[④]。以右侧为例，术者左手虎口张开，紧贴在患者髌前滑囊下方将其向近侧紧紧挤压，保持皮肤紧张，拇指压在滑囊上；右手握住患者右踝，然后快速屈曲膝关节至完全屈曲位，在屈膝的同时，左手继续将髌前滑囊向近侧挤压，拇指用力按压滑囊。

4. 手术治疗。严重影响生活者应前往医院进行手术切除。

第十一节　腓总神经麻痹

一、概述

腓总神经由坐骨神经于大腿下 1/3 分出，在腓骨头前方分为腓肠外侧皮神经、腓浅神经和腓深神经。腓肠外侧皮神经支配小腿外侧面皮肤感觉。腓浅神经支配腓骨长肌、腓骨短肌运动及第 2 ～ 5 趾背侧皮肤感觉。腓深神经支配胫骨前肌、脚趾

① 　王煜.运动软组织损伤学 [M]. 成都：四川科技出版社，2010.
② 　赵思涵，李世君.针刺治疗急性膝关节滑囊炎 [J]. 中国民间疗法，2019，27（21）.
③ 　朱勇，徐新强，李艺彬，等.姜盐灸治疗创伤性髌前滑囊炎 [J]. 中医正骨，2018，30（4）.
④ 　金建华.手法推拿治疗髌前滑囊炎 [J]. 中国骨伤，2001（10）.

伸肌运动及第 1～2 趾背侧皮肤感觉。

腓总神经是坐骨神经的两终支之一。腓骨颈部的骨筋膜管是腓骨颈部与腓骨长肌起始部的纤维弓形成的骨纤维隧道。其中左侧的腓骨长肌纤维弓呈"A"字形，附着于腓骨头颈沟的上、下，右侧的腓骨长肌纤维弓呈"B"字形。腓总神经在腓骨颈部位置表浅，穿行于该骨筋膜管中，并与腓骨骨膜紧密相贴（图 5-11-1）。腓骨上端是下肢骨肿瘤的好发部位①，膝关节腱鞘囊肿、恶性滑膜肉瘤等均有可能对腓总神经产生压迫、牵拉和刺激而引起腓总神经麻痹。

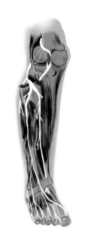

图 5-11-1 腓骨处神经通行示意图

引起腓总神经麻痹的因素有以下几种。

1. 解剖性因素。腓总神经位于腓骨颈部，又受到腓骨上端水平走向及恒定的膝返神经的相对限制，其移动性及缓冲余地较小，而且位置表浅，此处手术牵拉或机械压迫易致腓总神经卡压。

2. 病理性因素。Sunderland 等研究发现，腓总神经在腓骨骨筋膜管里面，该处神经束数目及结缔组织含量要比在腘窝部多约 1 倍，而胫神经并无此变化，因而同样外力下腓总神经易损伤②。脚强力内翻或膝关节长时间反复屈曲下蹲位劳动时，腓骨长肌紧张，腓总神经被挤压、摩擦，发生水肿而受压，局部结缔组织水肿、增生也会引起神经受压。

① 曹述铁，饶利兵，胡祥上，等.腓总神经与腓骨颈的关系及其小腿各肌支的解剖学研究 [J]. 解剖学研究，2004（4）.

② 尹望平，陈琳，陈德松.腓总神经卡压的应用解剖学研究 [J]. 中华骨科杂志，1998（8）.

3.**外伤性因素**。外伤致小腿上端的骨、关节结构紊乱。例如，腓骨颈骨折、胫骨平台骨折等，晚期可在骨痂形成过程中直接或间接地对腓总神经造成压迫，或急剧有力的踝关节内翻位扭伤，腓骨骨筋膜管里面走行的腓总神经都将受到突然的挤压而受损。

4.**姿势性因素**。因体位关系局部反复受损，当膝关节长时间过度屈曲时，股二头肌肌腱处于紧张状态，腓肠肌收缩，对腓总神经挤压而导致神经麻痹。

5.**医源性因素**。石膏或小夹板使用不当，局部赘生物顶压，腓骨上段及胫骨平台骨折断端与血肿压迫等。

6.**其他因素**。坐骨神经损伤也可继发腓总神经卡压，这与双卡综合征具有类似的机制。所谓双卡就是神经功能在近端受损后，轴浆流[①]的输送受阻而减慢，导致神经营养物质减少，在远端腓骨骨筋膜管处再次卡压后，导致功能障碍。

目前运动康复可以解决的主要有腓肠肌紧张和局部水肿导致的腓总神经麻痹。

二、症状、体征与诊断

腓总神经麻痹在下肢损伤中最多见，表现为腓总神经支配肌肉瘫痪，出现脚不能背伸及外展、脚趾无法背伸的现象，即"马蹄内翻足"，行走时必须高抬下肢才能起步。此外，还表现为小腿前外侧及脚背感觉异常。

腓总神经的两终支分布到小腿各肌的神经肌支数目差别较大，其中以胫骨前肌支数目最多，长伸肌支和腓骨短肌支数目最少。这种神经分布有一定的临床意义，神经分布支数少的肌

---

① 轴浆流：自胞体向轴突末端连续流动的轴浆。

肉，一旦神经损伤后，有可能导致该肌瘫痪；神经分布支数较多的肌肉，其中某一支神经损伤后，可由其他未受损的神经代偿，不致出现该肌肉的瘫痪。

三、运动康复方法

腓肠肌紧张和局部水肿导致的腓总神经麻痹可以通过运动康复改善。针对腓肠肌紧张，可以通过放松腓肠肌缓解其紧张，也可以通过踝部的运动加快水肿的恢复，以此缓解腓总神经麻痹。

1. 踝关节屈伸训练（图5-11-2）。下肢伸直，大腿放松，缓缓向小腿方向勾脚尖，至最大限度保持3秒；脚尖缓缓下压，至最大限度时保持3秒，然后放松，一组动作完成。稍休息后可进行下一组动作。

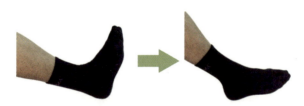

图5-11-2　踝关节屈伸训练

2. 脚趾伸展抓握训练（图5-11-3）。患者取坐位，两腿伸直，尽量把五个脚趾向四周打开（类似于张开手指），到极限位置后保持3秒，收回，然后尽量卷曲脚底（类似于攥紧手掌），保持3秒后放松，一组动作完成。稍休息后可进行下一组动作。

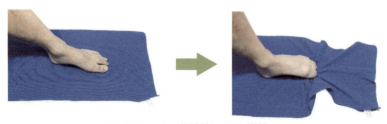

图5-11-3　脚趾伸展抓握训练

3. 腓肠肌牵拉放松。

（1）**弓步牵拉**（图 5-11-4）：两手扶墙，健侧腿向前做弓步，患侧腿保持笔直并完全伸展，直到小腿开始感觉到牵拉。在牵拉感最强烈处停留 30 秒。

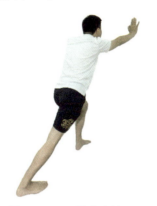

图 5-11-4　弓步牵拉

（2）**泡沫轴放松**（图 5-11-5）：坐姿，腿伸直，两手在身体后侧稳定身体。可选择两腿伸直平行或交叉放于泡沫轴上，将小腿后侧肌群在泡沫轴上来回滚动，放松小腿后侧 15 ～ 30 次，找到痛点停留 10 ～ 15 秒。重复以上动作。

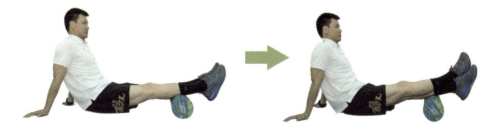

图 5-11-5　泡沫轴放松

第十二节　小腿三头肌损伤

一、概述

小腿三头肌损伤多因直接或间接外力使小腿肌肉过度收缩或拉长所致[①]，是体育比赛和大众体育活动中最常见的运动损伤之一，常见于网球、赛跑、跳远、跳高等运动项目的运动员，又被称为"网球腿"。

小腿三头肌具有强大的辅助屈踝和屈膝功能[②]。小腿三头肌损伤以腓肠肌内侧头断裂最常见（占60%），断裂部位多位于肌肉与肌腱连接处。比目鱼肌、腓肠肌内侧头、腓肠肌外侧头生理横切面积分别占小腿三头肌的25%、17%、58%。以上数据决定了比目鱼肌为力量型肌肉，腓肠肌为速度型肌肉，当小腿需要较大力量及速度时，需要腓肠肌内侧头参与。腓肠肌内侧头断裂后，膝关节、踝关节活动不受限，仍可正常行走。临床上小腿三头肌损伤的原因可能有以下几种：

1. 解剖特点决定腓肠肌远端与小腿肌肉向下移动形成的肌腱内侧较外侧尖锐、位置低，肌纤维长度和生理横切面积更大，韧性较差，血供较少。

2. 运动前准备活动不足或准备活动不正确。

3. 训练水平不够，训练方法和运动量不当。

4. 小腿三头肌超负荷。

在患者用力伸膝、突然提踵蹬地的瞬间，或者伸膝时踝关节突然极度背伸，小腿三头肌过度紧张被拉伤，有的患者可听见肌肉撕裂的声音，或感觉小腿像被人从身后用物体掷伤。

---

① 张国禄.急性小腿肌肉拉伤的防治 [J]. 田径，1996（3）.
② 石志伟，朱贤友，路绪超，等.手术与非手术治疗小腿三头肌损伤的疗效比较 [J]. 中国骨与关节损伤杂志，2022（4）.

二、症状、体征与诊断

小腿三头肌损伤后患者仍可以正常行走，但是肌力减弱，不能快速行走，查体时小腿中下段后内侧压痛，部分患者有凹陷，汤普森征（Thompson's sign）可阴性，踝关节背伸时小腿后侧疼痛明显，小腿 MRI 抑脂序列及彩色多普勒超声可诊断腓肠肌内侧头断裂并明确断裂部位。

肌肉损伤可分为三级： Ⅰ级为肌肉拉伤、微小撕裂，Ⅱ级为肌肉部分撕裂，Ⅲ级为肌肉完全断裂。

诊断： MRI 对Ⅰ、Ⅱ级肌肉损伤的检出率优于彩色多普勒超声，原因在于肌肉损伤后该区域肌肉组织充血、出血及水肿，MRI 抑脂序列呈现的高信号明显[1]。彩色多普勒超声对肌肉损伤的检出依靠肌肉的纹理形态、走行和回声。对于Ⅲ级肌肉损伤，其大体形态接近正常且断端积血，当 MRI 积液信号接近损伤肌肉信号时易误诊为Ⅰ、Ⅱ级肌肉损伤。

三、运动康复方法

（一）急性期

首先停止一切运动，休息和保护受伤部位。6 小时内冷敷，隔 30 分钟 1 次。6 小时后可冷热敷交替，冷敷 1 分钟、热敷 3 分钟，交替循环。急性期注意抬高小腿。[2]

（二）伤后功能恢复期

小腿三头肌损伤后的功能训练重点在于柔韧性和力量训练。

---

① 石志伟，朱贤友，路绪超，等.手术与非手术治疗小腿三头肌损伤的疗效比较 [J].中国骨与关节损伤杂志，2022（4）.
② 胡奎娟，杨文.运动损伤中肌肉及软组织损伤的处理原则 [J].体育科技文献通报，2021，29（3）.

1. 柔韧性训练。

（1）**墙壁支撑背伸**（图 5-12-1）：找到一面墙，两脚前后分开站立，前脚脚尖抬起，抵在墙上，站稳后，屈肘重心前移，后脚脚尖辅助重心前移。保持 30 秒以上。

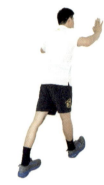

图 5-12-1　墙壁支撑背伸

（2）**毛巾自我牵拉**（图 5-12-2）：直腿坐立位，将毛巾套在脚底中部，以毛巾将脚掌往身体方向拉，伸展跟腱 30 秒以上。

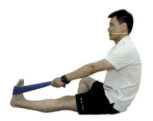

图 5-12-2　毛巾自我牵拉

2. 力量训练。

（1）**原地提踵**（图 5-12-3）：站立位，两脚微微分开，有节奏地进行提起、放下脚后跟的动作。每组 15 次，左右侧各完成 2 组，组间休息 40 秒。强化训练：两脚平台 → 单脚平台 → 台阶提踵。

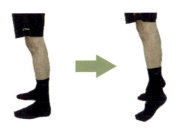

图 5-12-3 原地提踵

（2）**垂跟运动**（图 5-12-4）：两脚站于台阶，前脚掌落于台阶上，脚后跟悬空。由健侧（或由健侧及上肢辅助）发力提踵，再由患侧单侧站立，并缓慢下落，让脚跟下降至台阶以下的位置。

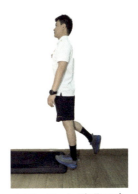

图 5-12-4 垂跟运动

（3）**原地小跑**（图 5-12-5）：站立位，两手叉腰，两脚微微分开，略微弯腰，进行小幅度但有节奏的小跑。

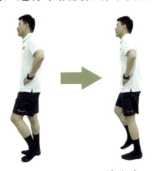

图 5-12-5 原地小跑

（4）原地小幅度多次纵跳（图 5-12-6）：站立位，两手叉腰，两脚分开与肩同宽，小腿发力向上跳起，快速反复进行。

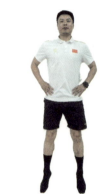

图 5-12-6 原地小幅度多次纵跳

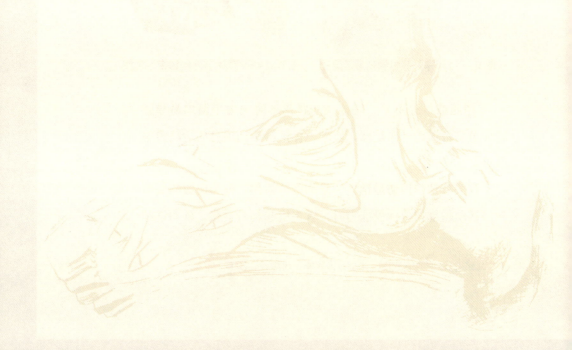

第六章

踝和足部运动损伤

第一节 踝关节韧带损伤

一、概述

踝关节韧带损伤在全身各关节韧带损伤中发生率最高，其中又以踝关节外侧韧带受损最为常见，并且损伤程度受作用力大小和作用时间影响[①]。

踝关节韧带呈条索状或片状，对关节起稳定支撑作用。踝关节内侧韧带和踝关节外侧韧带示意图见图 6-1-1、图 6-1-2。

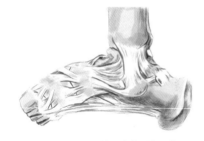 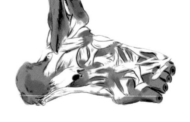

图 6-1-1 踝关节内侧韧带示意图　　图 6-1-2 踝关节外侧韧带示意图

道路或场地不平、碰撞或起跳落地时失去平衡均易导致踝关节韧带损伤，在足球、篮球、体操等运动项目的运动员中多见。

踝关节韧带损伤最常见的是韧带的拉伤，外力所致的关节异常活动超越韧带承受能力时，首先引起韧带紧张，外力继续

---

① 元建洪.运动创伤学 [M].北京：人民军医出版社，2008.

作用，韧带就会被撕裂，形成不规则外观。严重者，韧带拉断时，有可能使其在骨的附着处带有一小片骨组织一起被撕裂，称韧带撕脱性骨折。

二、症状、体征及诊断

患者有明显踝足扭伤史。

损伤后踝关节外侧或内侧疼痛，走路和活动关节时最明显。踝关节外侧或内侧迅速出现局部肿胀，并逐渐波及踝关节前部。可出现皮下瘀斑，以伤后 2 ～ 3 天最明显。检查时，压痛最明显的部位往往就是创伤最严重的部位。

我们可以借助以下方法辅助诊断踝关节韧带损伤。

1. 踝关节前抽屉试验[①]（6-1-3）。检查者一只手固定患者患侧胫骨远端，另一只手握住患者脚跟部，向前方用力试图使脚后方底部的骨头向前脱位，有较大前移者为踝关节前抽屉试验阳性，提示有踝关节韧带断裂或松弛，有时需以健侧作为参照。

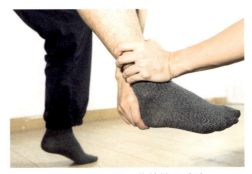

图 6-1-3　踝关节前抽屉试验

2. 踝旋前和旋后试验。这一检查是重复受伤动作，即被

---

① 曲绵域，田得祥.运动创伤检查法 [M].2 版.北京：北京大学医学出版社，2013.

动将踝足向内、向外旋转时，踝的外侧或内侧相应损伤部位出现疼痛。

确诊还需要进行 X 线、CT 或 MRI 等检查。

三、运动康复方法

（一）急性期

急性期处理的主要目标是控制与炎症相关的症状（疼痛、肿胀、痉挛），维持未损伤组织的功能。

1.控制与炎症相关的症状。采取 PRICE 原则控制炎症（详见"肩峰下滑囊炎"）的综合治疗是应对急性炎症反应的常用治疗方法。急性踝关节韧带损伤的急性期处理对损伤恢复情况影响较大。

2.维持未损伤组织的功能。

（1）减轻与韧带损伤机制相同拉力方向的肌肉拉力。

①**踝关节外侧韧带损伤：**减轻踝关节跖屈及内旋（跟腱及小腿后侧肌群）肌肉拉力，主要方法为牵拉小腿后侧肌群（图6-1-4）。长坐位，两手持毛巾两端，将其绕过脚底与前脚掌接触，两手发力将毛巾拉向躯干，使踝背伸以牵拉小腿后侧肌群，每组 60 秒，共完成 3 组。

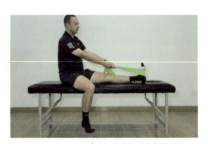

图 6-1-4　牵拉小腿后侧肌群

②**内侧踝关节韧带损伤：**减轻踝关节外旋（腓骨长肌、腓骨短肌）肌肉拉力，主要方法为筋膜球松解踝关节外旋肌（图6-1-5）。坐位，患侧下肢盘腿，将筋膜球置于腓骨长肌、腓骨短肌起点，两手置于小腿上方给予适当压力或患侧脚离地以自重给予压力，保持 3 个缓慢呼吸，将筋膜球沿肌肉走行向脚

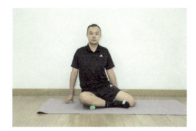

图 6-1-5　筋膜球松解踝关节外旋肌

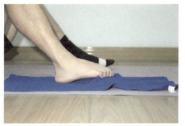

图 6-1-6　抓毛巾训练

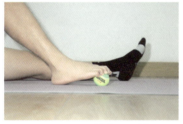

图 6-1-7　捡东西训练

侧移动，再次保持 3 个缓慢呼吸。重复多次练习。

（2）维持足踝部关节活动度，增加内在肌力量。

①抓毛巾训练（图 6-1-6）：站立位或端坐位，患脚置于平铺于地面的毛巾之上，足弓及脚趾共同发力抓毛巾靠近躯干。每组 15 次，共完成 3 组。

②捡东西训练（图 6-1-7）：站立位或端坐位，患脚足弓、脚趾发力，拾捡散落在地面上的物品（注意物品形状、尺寸及材质应适宜）。每组 10 次，共完成 3 组。

（二）伤后功能恢复期

主要运动康复目标：维持关节活动度、增加踝关节稳定性、重建本体感觉、提高敏捷性及协调性。

1. 踝关节各方向主动活动（图 6-1-8、图 6-1-9）。长坐位，主动进行踝关节趾屈、背伸、外翻[①]、内翻方向的活动，踝关节外侧韧带损伤者在内翻和趾屈方向活动，以及踝关节内侧韧带损伤者在外翻和背伸方向活动应在不引起疼痛的范围内，避免韧带二次损伤。每个方向活动 15 次为 1 组，共完成 2 组。

---

① 外翻：踝足外侧抬高，内翻与之相反。

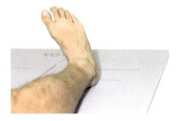
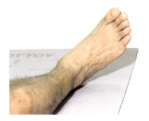

图 6-1-8　踝关节的内翻与外翻

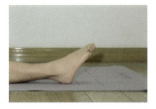
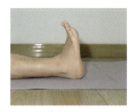

图 6-1-9　踝关节的跖屈与背伸

2.增强踝关节稳定性（强化踝周肌力）。

（1）肌力训练：踝关节外侧韧带损伤注重腓骨肌肌力训练，踝关节内侧韧带损伤注重胫后肌肌力训练。

①**抗阻等长收缩**（图 6-1-10）：长坐位，使用合适磅数的弹力带进行踝关节各方向的抗阻等长收缩。每个方向 30 秒为 1 组，共完成 5 组。

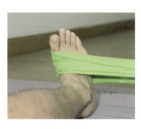
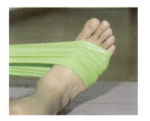
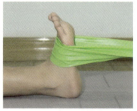
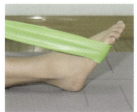

图 6-1-10　抗阻等长收缩

②**抗阻等张收缩**：长坐位，使用适合磅数的弹力带进行踝关节各方向的抗阻动态收缩。每个方向 15 次为 1 组，共完成 3 组。该训练由非疼痛范围逐渐过渡到全关节活动范围。

（2）稳定性训练：

①**台阶训练**（图 6-1-11）：站立于台阶前。训练开始时，健侧下肢抬离地面至台阶上，然后患侧下肢抬至台阶之上，健侧下肢抬离台阶放至地面，然后患侧下肢缓慢放至地面。每组 8 个循环，共完成 2 组。

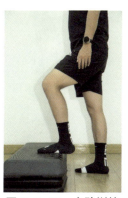

图 6-1-11 台阶训练

②**弯腰拾物训练**（图 6-1-12）：站立位，两脚置于适宜位置（两脚分开与肩同宽站立、前后脚站立、患侧单腿站立、平衡软垫 / 波速球上两脚自然站立、平衡软垫 / 波速球上患侧单腿站立逐渐过渡），弯腰拾取置于躯体前方及侧方的物品。每组 5 次，共完成 3 组。

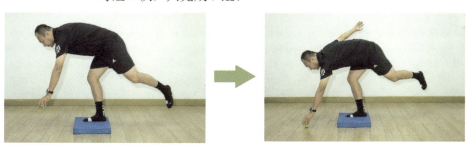

图 6-1-12 弯腰拾物训练

③**抛接球训练**（图6-1-13）：站立位，两脚置于适宜位置（两脚自然站立、患侧单腿站立、平衡软垫/波速球上两脚自然站立、平衡软垫/波速球上患侧单腿站立逐渐过渡），接住训练搭档抛掷出的球，随后，抛掷该球至不固定位置，以增强踝关节多方向的本体感觉。每组10次，共完成3组。

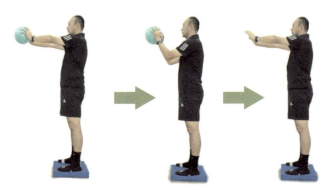

图 6-11-13　抛接球训练

第二节　踝关节创伤性关节炎

一、概述

踝关节创伤性关节炎又称足球踝[1]，是一种慢性进行性炎症，多发生在足球、田径、体操、滑雪、滑冰等项目的运动员及体力劳动者、舞蹈演员中，因最早见且常见于足球运动员而得名。

---

[1]　亓建洪.运动创伤学 [M].北京：人民军医出版社，2008；王煜.运动软组织损伤学 [M].成都：四川科学技术出版社，2010.

慢性劳损 ① 是踝关节创伤性关节炎的主要原因。踝关节超范围、过度的活动，使小腿和脚部的骨与骨之间反复碰撞、挤压，导致软骨或骨组织的慢性劳损，如正脚背踢球、体操前空翻落地时或跳马、平衡木、高低杠等各种高下法时。

此外，踝关节急性损伤未得到及时休息与治疗，过早恢复训练，易使韧带本就损伤、松弛、肌力不足、稳定性差的踝关节反复扭伤，久而久之，骨与软骨受到损害，最终导致踝关节创伤性关节炎。

病变初期关节内充血、水肿，包裹关节的膜及软骨逐渐变成碎片脱落，在关节内游走。同时，变形软骨边缘常有血管翳 ② 侵入产生疼痛。

二、症状、体征与诊断

患者大多数无明显急性损伤史，逐渐起病。

主要症状是疼痛和活动受限。疼痛发作时间不固定，可为活动前痛、活动后痛或活动过程中痛，以腾空后着地、踢球、下蹲等动作为甚。活动受限体现为勾或绷脚尖时，有关节交锁或响声。

踝部轻度肿胀，以前侧最为明显。踝关节间隙的前后或内外侧有压痛，有可能摸到关节内游离体。此外，在天气变化时、大量运动后或夜间，踝关节疼痛有所加重。

确诊还需要进行 X 线检查。

---

① 慢性劳损：长期劳累导致的疾病，症状在早期不突出。急性损伤则相反。
② 血管翳：内膜覆盖的组织或血管壁形成的一种病理性组织覆盖物。

三、运动康复方法

（一）急性期

1.严格控制踝关节活动。可使用弹力绷带或护踝进行固定，增加踝关节支撑，减少患侧负重等易加重疼痛的动作。

2.促进末端回流。直腿抬高至高于心脏，或在护踝固定的情况下，做跖趾关节趾屈和背伸主动活动，以促进末端回流及血液循环，进而促进营养运输、组织修复。

（二）伤后功能恢复期

主要运动康复目标：维持和改善关节活动度、增强踝关节稳定性、增强神经控制。

1. 维持和改善关节活动度。

（1）踝关节各方向主动活动：详见"踝关节韧带损伤"。

（2）距骨松动（图6-2-1）：将弹力带一头固定，另一头套在患侧脚踝，将一同小腿高度的箱子或凳子置于身前1m处，患侧腿迈到箱子或凳子上，脚平踩于其上，身体前倾，患侧下肢做弓步向下的同时，健侧脚可踩在弹力带上给予向后的拉力，以将距骨拉向正确的排列位置。每组10次，共完成2组。

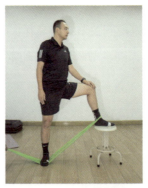

图6-2-1　距骨松动

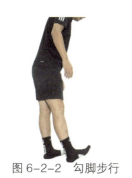

图 6-2-2 勾脚步行

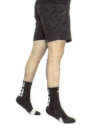

图 6-2-3 踮脚步行

2. 增强踝关节稳定性（强化踝周肌力）。

（1）抗阻等张收缩：详见"踝关节韧带损伤"。

（2）勾脚步行（图6-2-2）：站立位，脚跟着地，脚尖上抬至极限，缓慢行走。步行过程中尽量保持脚尖上抬高度。每组20步，共完成2组。

（3）踮脚步行（图6-2-3）：站立位，脚尖着地，脚跟上抬至极限，缓慢行走。步行过程中尽量保持脚跟上抬高度。每组20步，共完成2组。

（4）屈膝提踵训练（图6-2-4）：距离墙壁50cm处站立，两脚分开与肩同宽。下蹲至大腿与小腿成90°左右，两手扶墙，保持该体位不动，提踵、下落，重复进行。10次为1组，共完成2组。

（5）单脚三点触碰（图6-2-5）：在健侧方向1m、正前方1m、正后方1m处放置一物体，患侧单脚站立，微屈髋屈膝，健侧脚尖依次触碰前、后及健侧的物品。患侧与健侧各完成15次为1组，共完成2组。可根据恢复情况调整物品与躯干之间的距离，距离越远难度越大。

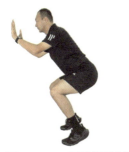

图 6-2-4 屈膝提踵训练

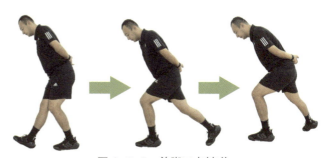

图 6-2-5 单脚三点触碰

3. 增强神经控制。

增强神经控制的训练主要包括平衡、协调和运动控制的训练。例如，逐渐减少支撑物的使用、进行复杂的动作和身体控制训练，如跳跃、转体、变向迅速的动作等。增强神经控制训练可以帮助恢复精确的运动技能和动作控制，以提高日常生活和运动的质量。

四、预防

运动前做好热身；运动时做好保护措施，以稳定踝关节；运动结束后及时进行放松。

第三节 跟腱腱围炎

一、概述

跟腱腱围炎指跟腱组织、腱围组织及跟腱下滑囊[①]的创伤性炎症，常与跟腱炎同时存在。本病多发于跳跃运动项目的运动员，其次是篮球、体操和羽毛球运动员，以及舞蹈演员等。

跟腱是人体最大肌腱，为小腿三头肌肌腹下端移行的腱性结构，向下止于跟骨结节。跟腱周围是腱围，是一种由疏松结缔组织组成的网状结构，腱围有很多层，每层都有血管。跟腱内部无血管，主要靠腱围提供营养。当腱围发生炎症或血管受损时，跟腱的营养将受很大影响。

---

① 跟腱下滑囊：在足后部的骨头与跟腱之间。

慢性劳损是引起跟腱腱围炎的主要原因。运动员在跑跳运动中，脚部用力蹬地，小腿后群肌肉强烈收缩，跟腱及腱围组织反复受到牵扯和摩擦，久之形成劳损产生慢性炎症。

较长期而强烈的刺激及急性损伤也可造成腱围小血管变性而发生跟腱腱围炎。有时炎症可波及滑囊，引起跟腱下滑囊炎。

此外，挤压、碰撞、打击等外力直接刺激或弹跳跑步等用力过猛，跟腱突然受挫或损伤，也会导致急性炎症。在受到上述损伤后，肌腱小血管腔堵塞，跟腱组织变性形成跟腱炎。

二、症状、体征与诊断

患者多有反复起跳的运动史，或跟腱猛烈拉伤的外伤史，个别患者可有跟腱断裂手术缝合史。

初期运动前、后痛，准备活动后疼痛减轻或消失。如未注意继续重复损伤动作，则症状加重，以致走路时也出现疼痛。检查时跟腱部轻度肿胀，有明显压痛（图6-3-1），可触到捻发音，踝关节抗阻跖屈试验（图6-3-2）阳性，即踝关节抗阻下压时出现疼痛。晚期跟腱梭形变粗。

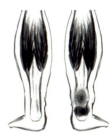

图6-3-1　跟腱周围炎压痛点

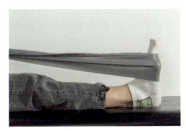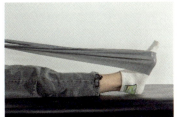

图6-3-2　踝关节抗阻跖屈试验

确诊还需要进行 X 线检查。

三、运动康复方法

（一）急性期

急性期的主要运动康复目标：控制与炎症相关的症状（疼痛、肿胀、痉挛），避免二次损伤。具体措施为保护、休息及局部放松（对跟腱和小腿三头肌的放松）。

（二）伤后功能恢复期

此阶段的主要运动康复目标：增加踝关节背屈活动度，增加小腿后侧肌群负荷量。

1.增加踝关节背屈活动度。

（1）**手法松解粘连瘢痕**[①]：坐位，两手拇指叠扣，在跟腱周围痛点及硬结处按揉。手法需平稳，有节奏，由慢到快，逐渐增加频率，持续 5～10 分钟，以促使变硬的跟腱及腱围组织软化，恢复正常的弹性。

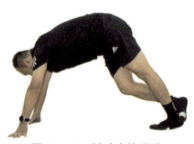

图 6-3-3　被动牵拉跟腱

（2）**被动牵拉跟腱**（图 6-3-3）：两手两脚四点支撑位，患侧脚全脚掌着地，健侧下肢自然搭在患侧小腿上，可调整两手与两脚之间的距离，感受患肢小腿后侧尤其是跟腱的牵张感，但应无疼痛感。两手与两脚之间的距离越近，

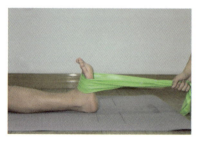

图 6-3-4　激活踝背屈肌

---

① 张凤功，王新生.手法松解治疗创伤性跟腱腱围炎 35 例临床体会 [J]. 西部中医药，2012，25（7）.

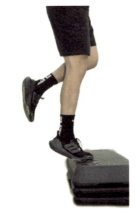

图 6-3-5　离心肌力训练

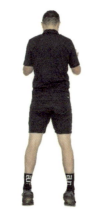

图 6-3-6　腓肠肌等长收缩训练

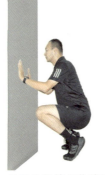

图 6-3-7　比目鱼肌等长收缩训练

牵引强度越大。持续进行 30 秒，休息 30 秒，4次为 1 组。避免用力不当诱发跟腱损伤。

（3）激活踝背屈肌（图 6-3-4）：瑜伽垫上取长坐位，将弹力带套在脚背上，使踝关节从跖屈位对抗弹力带阻力至背屈位。每组 10 次，共完成 3 组，组间休息 1 分钟。

2. 增加小腿后侧肌群负荷量。

（1）**离心肌力训练**[①]（图 6-3-5）：患者站在台阶上，前脚掌负重，两手轻轻地扶住固定物。健侧腿单腿提踵至极限，使患侧腿无负重离地，随后患侧小腿缓慢地做离心性运动降至起始位置（整个过程约 5 秒），然后开始下一次循环。整个训练过程中避免患侧小腿三头肌做向心收缩，双侧膝关节处于伸直位，踝部的疼痛不超过 2/10 分（10 分表示痛到不能忍，0 分表示无痛）。每组 20 次，共完成 5 组，组间休息 1 分钟。强化训练：患侧单腿离心 → 两手哑铃负重两腿离心 → 两手哑铃负重单腿离心。

（2）**腓肠肌等长收缩训练**：站立位，两脚分开与肩同宽，前脚掌着地，脚跟尽量抬离地面，手可扶旁物以维持稳定。每组 45 秒，共完成 3 组，组间休息 1 分钟。强化训练：两侧等长收缩 → 患侧单侧等长收缩 → 哑铃负重两侧等长收缩 → 哑铃负重患侧单侧等长收缩。

（3）**比目鱼肌等长收缩训练**（图 6-3-7）：

---

① 邱范基，郭沫杉.离心力量训练对运动员跟腱腱围炎康复的效果观察 [J].山东体育科技，2020，42（4）.

下蹲位，屈髋屈膝约 100°，起始姿势为两脚前脚掌着地，脚跟尽量抬离地面，手可扶物以维持稳定。每组 45 秒，共完成 3 组，组间休息 1 分钟。强化训练：两侧等长收缩 → 患侧单侧等长收缩 → 哑铃负重两侧等长收缩 → 哑铃负重患侧单侧等长收缩。

（4）**腓肠肌等张收缩训练（原地提踵）**：详见"小腿三头肌损伤"。可手持哑铃并逐渐增加哑铃重量。

（5）**比目鱼肌等张收缩训练**（图 6-3-8）：短坐位，起始位为患侧脚全脚掌着地，将一定重量的哑铃置于大腿前侧（即小腿纵轴延长线上），比目鱼肌收缩，使脚跟缓慢抬离地面至最高点，缓慢落下。每组 5 ～ 10 次，共完成 3 组，组间休息 1 分钟。强化训练：增加哑铃重量。

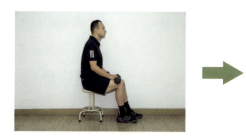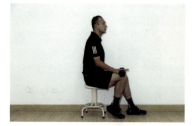

图 6-3-8　比目鱼肌等张收缩训练

（6）**弹性加速性训练**（图 6-3-9）：站立位，两脚分开与肩同宽，两脚前脚掌站立。在此姿势下弹跳，在整个过程中脚跟保持不着地。每组 20 次，共完成 3 组，组间休息 1 分钟。强化训练：增加弹跳的高度及弹度。

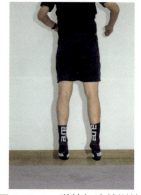

图 6-3-9　弹性加速性训练

第四节　跟腱断裂

一、概述

跟腱断裂多见于体操和技巧型项目的运动员、戏曲武生，跨跳类、球类项目的运动员及舞蹈演员也较为常见[①]。

患有跟腱腱围炎时易诱发跟腱断裂（图6-4-1）。

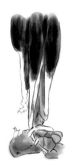

图6-4-1　跟腱断裂示意图

猛烈牵拉是导致跟腱断裂最为常见的原因，即过度地勾脚尖，小腿的肌肉牵拉着跟腱进行猛烈收缩牵拉，使踝由勾脚尖位置突然变为踮脚尖位置，如羽毛球运动员扣完球落地后又迅速蹬地接球，或跨栏运动员过栏后前脚掌着地，又立即后蹬（图6-4-2）。肥胖者或跟腱本身患有疾病者，多缺乏锻炼，肌肉、肌腱退化，当他们做较强弹跳时，易造成损伤。

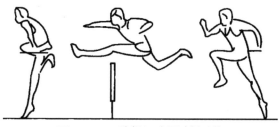

图6-4-2　跨栏运动员过栏动作

① 王煜.运动软组织损伤学 [M].成都：四川科学技术出版社，2010.

外伤造成跟腱断裂较少见，小腿肌肉收缩使跟腱紧张，再受外力攻击，跟腱就易断裂。例如，足球比赛中跟腱被踢伤，武术训练中因失手跟腱被刀砍伤等。

职业运动员反复持续地进行高强度运动，疲劳积累也可发生跟腱断裂。

二、症状、体征与诊断

患者受伤时有断裂声，跟腱有踢伤感或石头击打该处的感觉，伤后随即产生疼痛，提踵动作无力，活动受限，跛行。部分跟腱断裂者伤部肿胀，皮下有瘀斑，压痛感明显。踝关节在被人用手移动至勾脚尖位置时疼痛加重，不能用前脚掌站立。断裂处能见到凹陷或横沟，触之有空隙。

我们可以借助以下方法辅助诊断跟腱断裂。

1.踝关节抗阻跖屈试验：详见"跟腱腱围炎"。

2.汤普森征（图6-4-3）：患者俯卧或跪于检查床上，两脚置于床沿外。检查者用力捏患者小腿肌的肌腹，正常情况下，患者的踝关节会立即做出踮脚尖的动作，而跟腱完全断裂情况下踝关节不动，即汤普森征阳性。

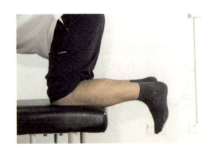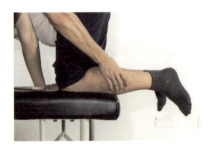

图6-4-3 汤普森征

3.提踵试验：正常踝关节踮脚尖30°和60°时皆能单脚

站立支撑。如只能在60°站立支撑而30°不能,表示跟腱断裂。确诊还需要进行超声、X线或MRI检查。

三、运动康复方法

（一）急性期

1. 跟腱断裂急性期采取PRICE原则控制炎症（详见"肩峰下滑囊炎"）。立即固定并及时送诊就医。为了使跟腱断端充分对位以恢复跟腱固有长度，常采用手术治疗[①]。

2. 固定患侧。患者俯卧位，在患侧脚跖趾关节下靠近脚跟处及小腿上1/3处各为锚点贴一圈白贴布，操作过程中不施加任何张力。患侧脚放松，取白贴布从脚上锚点连接小腿处锚点，过程中施加一定张力，为避免脱落可贴两条。让患者勾脚，并于跟腱处不施加张力贴一圈白贴布。在脚背和小腿处再各贴一圈白贴布加固。

（二）伤后功能恢复期

主要运动康复目标：1期（术后1天至5周）为保护手术修复的跟腱、促进下肢血液回流、维持臀部肌力，为后期负重步行做准备；2期（6周至3个月）为维持踝关节活动范围；3期（3个月以后）为提高本体感觉和平衡协调性，为之后的专项体育康复做准备，强化小腿力量。

1. 保护手术修复的跟腱。使用下肢支具，保持踝关节跖屈20°～30°，或在使用拐杖辅助的情况下让患肢接触地面。

---

① 陈华，白雪东，齐红哲等. 跟腱断裂临床循证诊疗指南 [J]. 中华骨与关节外科杂志，2022，15（5）3.

2. 促进下肢血液回流。

（1）脚趾活动（图 6-4-4）：仰卧位或长坐位，主动屈曲和伸展脚趾，注意运动过程中控制踝关节的位置基本不变。每组 15 次，共完成 2 组，组间休息 40 秒。

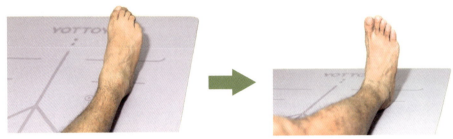

图 6-4-4　脚趾活动

（2）直腿抬高：详见"膝关节侧副韧带损伤"。

3. 维持臀部肌力。

（1）蚌式开合：详见"髌骨软骨软化症"。

（2）侧卧直抬腿：详见"髌骨软骨软化症"。

4. 维持踝关节活动范围。

（1）踝关节跖屈（图 6-4-5）：瑜伽垫上取长坐位，将弹

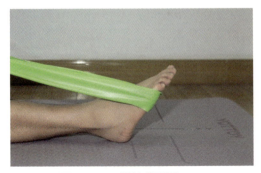

图 6-4-5　踝关节跖屈

力带套在脚掌上，使踝关节从背屈位对抗弹力带阻力至趾屈位。

（2）**踝关节内外旋**（图6-4-6）：仰卧位或长坐位，不负重的情况下，踝关节在跖屈位进行内外旋主动活动。每组

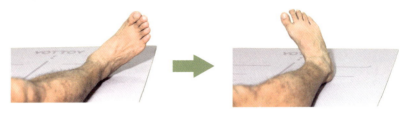

图6-4-6　踝关节内外旋

15次，左右侧各完成2组，组间休息40秒。

（3）**弹力带抗阻训练**（图6-4-7）：长坐位，使用适合磅数的弹力带进行踝关节各方向的抗阻动态收缩。每个方向每

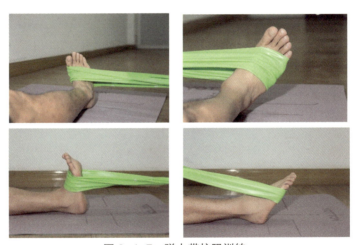

图6-4-7　弹力带抗阻训练

组15次，共完成2组，组间休息40秒。

5. 提高本体感觉和平衡协调性。

（1）**交替提踵**（图6-4-8）：站立位，两脚分开与肩同宽，一侧下肢自然支撑接触地面，对侧下肢屈髋屈膝脚跟抬离地面，脚趾始终接触地面，感受小腿后侧肌群收

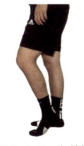

图6-4-8　交替提踵

缩。两侧下肢轮替，每组 15 次，共完成 2 组，组间休息 40 秒。

（2）**交替单脚站立**（图 6-4-9）：站立位，两脚分开与肩同宽，一侧下肢自然支撑地面维持站立，另一侧下肢离开地面，进行单脚支撑。每次至少维持 10 秒，回到起始位置，两侧下肢轮替。每组 8 次，共完成 2 组，组间休息 40 秒。

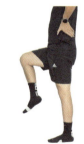

图 6-4-9　交替单脚站立

（3）**下蹲**（图 6-4-10）：站立位，两脚分开与肩同宽，脚尖稍向外。进行无负重下蹲至膝关节屈曲至少 30°，回到起始位置。每组 10 次，共完成 2 组，组间休息 40 秒。

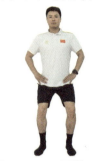

图 6-4-10　下蹲

（4）**上下台阶**（图 6-4-11）：面向台阶，健侧脚先迈上台阶，患侧脚跟上，然后，健侧脚先下台阶，患侧脚跟上。背朝台阶，健侧脚向后倒退迈上台阶，患侧脚跟上，然后，健侧脚先下台阶，患侧脚跟上。每组 10 次，共完成 2 组，组间休息 40 秒。

（5）**单脚下蹲**（图 6-4-12）：站立位，单脚支撑，支撑腿屈髋屈膝，摆动腿直膝屈髋向前伸，然后回到起始位置。每组 15 次，左右侧完成各 2 组，组间休息 40 秒。

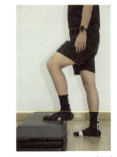

图 6-4-11　上下台阶

6. 强化小腿力量。

（1）**原地提踵**：详见"小腿三头肌损伤"。

（2）**离心肌力训练**：详见"跟腱腱围炎"。

（3）**跳跃训练**（图 6-4-13）：站立位，两脚分开与肩同宽，两脚前脚掌站立，在此姿势下弹跳，在整个过程中，脚跟未着地。每组 20 次，共完成 3 组，

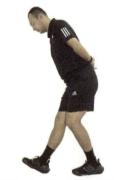

图 6-4-12　单脚下蹲

组间休息 40 秒。

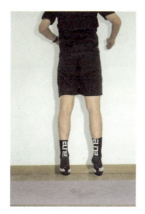

图 6-4-13　跳跃训练

第五节　足底筋膜炎

一、概述

足底筋膜炎是引起脚跟痛的常见原因，在田径运动员中经常发生。

跖腱膜位于脚底深层，为足底筋膜[①]（图 6-5-1）的一部分，它的韧性强，可维持脚的稳定。跑、跳发力时，脚尖用力过猛，一瞬间对跖腱膜起点造成拉扯，使腱膜纤维断裂；或高处落地时，脚尖点地，造成跖腱膜损伤；还可因为脚反复动作，使足

---

① 足底筋膜：位于足底的软组织，起自足跟处的骨头，向前终止于五个脚趾，起缓冲、协助维持足稳定的作用。

底筋膜松弛而渐渐发病。此外，足底筋膜炎还易发生于喜欢穿高跟鞋的女性，以及老年人。大约50%足底筋膜炎患者有跟骨骨刺（图6-5-2），多位于脚跟处骨头下。

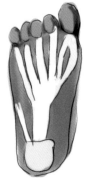 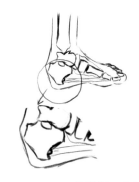

图 6-5-1　足底筋膜示意图　　　图 6-5-2　跟骨骨刺示意图

二、症状、体征与诊断

疼痛为足底筋膜炎的典型症状，疼痛部位多位于脚跟部骨头的内侧，以及脚底中部、后部。疼痛可为钝痛[①]，有的为撕裂痛。在走路、劳累后疼痛加重，休息后可缓解。为了缓解疼痛，患者多采用脚跟支撑的跛行。

患者脚底部会有不同程度的塌陷，并伴有脚外侧抬高。压痛点多为脚底中心和脚跟部，触摸脚底会发现患侧脚底变硬。为了维持患侧足弓，小腿肌肉常常会进行代偿，从而产生劳损，因此，也会出现小腿外侧或后方的疼痛和压痛。

体育运动中因急性外力而致足底筋膜断裂，患者会感到脚底剧痛，多听到"啪"的断裂声。将患脚脚尖翘起，可发现脚底松弛，局部凹陷，整个脚底变平。

我们可以借助以下方法辅助诊断足底筋膜炎。

---

① 钝痛：痛觉跟痛反应都比较轻，疼痛面积比较大，持续时间比较长，位置不是很明确的一类疼痛。

检查者一只手将患脚蹬趾用力向上抬，使跖腱膜绷紧如弓弦，另一只手触诊，摸不到拉紧的弓弦为跖腱膜完全断裂，与健侧比变细者为跖腱膜部分断裂，变粗并有锐利压痛者为跖腱膜炎。[①]

确诊还需要进行 X 线检查。

三、运动康复方法

运动康复目标为降低足底筋膜张力、强化脚部肌力、调整下肢生物力线（强化足内翻）等。[②]

（一）降低足底筋膜张力

1. 足底筋膜牵拉（图 6-5-3）[③]。坐位，将患侧腿交叉放在健侧腿上，一只手向小腿内侧尽力牵拉脚趾，感受足弓处受到牵拉，同时另一只手握住脚底，以确保足底筋膜受到张力的作用。每次持续 15 秒，左右脚各完成 10 次。

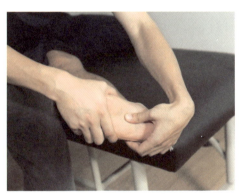

图 6-5-3　足底筋膜牵拉

① 曲绵域，田得祥.运动创伤检查法 [M].2 版.北京：北京大学医学出版社，2013.

② 孙晓乐.跑姿再训练对足弓、跖趾关节在体运动学和足底筋膜长度的影响 [D].上海：上海体育学院，2023.

③ 左优优，熊道海.足底筋膜炎的诊断及生物力学治疗进展 [J].巴楚医学，2022，5（1）.

2. 跖屈肌牵拉（图 6-5-4）。距墙壁 45 ～ 60cm 处站立，两手与肩平齐撑在墙面，两脚前后分开，距离约 30cm，以后脚外侧面受力更多。前侧膝关节保持屈曲，后侧膝关节保持伸直，身体尽力向墙的方向倾斜，两脚脚后跟全程不能离开地面。每次持续 30 秒，左右侧各完成 3 次。

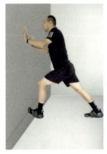

图 6-5-4　跖屈肌牵拉

（二）强化脚部肌力

1. 短足训练[①]（图 6-5-5）。短坐位，全脚掌自然落地，随后尽可能收紧脚中部的肌肉，将跖趾关节沿着地面向脚跟方向拉近，同时向上拱起足弓。在顶峰停留 5 秒，放松再重复。该过程中脚趾不能离地，大𝆐趾不能屈曲。每组 5 次，左右侧各完成 2 组，轮替进行。

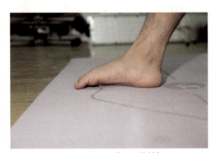

图 6-5-5　短足训练

---

① Fessel G，Jacob H A C，Wyss C，et al. Changes in length of the plantar aponeurosis during the stance phase of gait an in vivo dynamic fluoroscopic study [J]. Annals of Anatomy – Anatomischer Anzeiger，2014，196（6）.

2.卷毛巾训练（图 6-5-6）。短坐位或站位，裸脚踩在毛巾边缘处。通过不断地屈曲脚趾将毛巾拉向脚后跟，直到整条毛巾都被拉到脚后跟处为止。整个过程中脚后跟需保持在原地不可被抬起。每组 5 次，左右侧各完成 2 组，轮替进行。

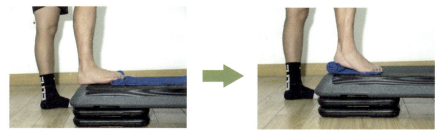

图 6-5-6　卷毛巾训练

3.脚趾瑜伽（图 6-5-7）。站立位或短坐位，两脚分开与肩同宽，全脚掌自然落地，随后两脚先将跗趾抬离地面同时其余四趾与地面保持接触，恢复起始位置，两脚再将其余四趾抬离地面的同时跗趾保持与地面接触，交替进行。每组 15 次，共完成 2 组，组间休息 40 秒。

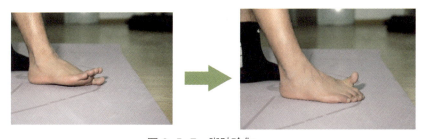

图 6-5-7　脚趾瑜伽

4.原地提踵。详见"小腿三头肌损伤"。

（三）调整下肢生物力线（强化足内翻）

1.足内翻训练（图 6-5-8）。站立位，两脚分开与肩同宽，脚尖朝前，将弹力圈固定在脚背部，足内翻的同时腿部外旋对抗弹力。每组 10 次，共完成 3 组，组间休息 40 秒。

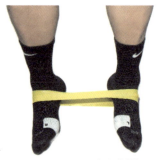

图 6-5-8　足内翻训练

2. 臀中肌力量训练[①]（图 6-5-9）。站立位，侧向墙壁站立，靠近墙壁的下肢屈髋屈膝，将一瑜伽球置于臀部与墙壁之间，手支撑墙壁维持稳定。将靠近墙壁的臀部抬高的同时对抗瑜伽球的弹力，感受对侧臀部肌肉的收缩。每组 20 次，共完成 2 组，组间休息 40 秒。

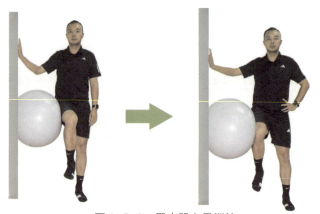

图 6-5-9　臀中肌力量训练

---

① 包士雷，王彤，刘守国. 慢性足底筋膜炎患者下肢动态稳定性及各关节肌力状况特征分析 [J]. 中国康复，2024，39（1）.

第六节　足舟骨疲劳性骨折

一、概述

足舟骨疲劳性骨折多由踏跳过多所致，常见于体操、排球、篮球、足球、长跑、有氧操等项目的运动员。患者脚背内侧多有慢性疼痛[①]。

长期脚尖跑或提踵练习过多会导致足舟骨（图 6-6-1）与毗邻骨摩擦、挤压，易导致足舟骨疲劳性骨折，甚至造成脚内侧骨塌陷，变成扁平足。早期病理变化不明显，易误诊为足舟骨周围软组织损伤或关节炎，晚期骨质疏松、脱钙，则可发生骨折不愈合或足舟骨变形，并继发骨关节病，治疗困难。

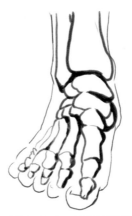

图 6-6-1　足舟骨示意图

二、症状、体征与诊断

早期在踝内侧前上方的脚背处有轻度肿胀，脚背前内侧骨头压痛明显，跑跳疼痛。

确诊还需要进行 X 线或 CT 检查。

---

① 王予彬，王人卫.运动创伤学[M].北京：人民军医出版社，2006.

三、运动康复方法

（一）急性期

石膏固定，严重者早期严格制动，防治缺血性坏死。

（二）伤后功能恢复期

运动康复目标：前期（第 1 ～ 5 周）为恢复踝关节力量、功能，中后期（第 6 ～ 10 周）为调整下肢力线。

1.**短足训练**。详见"足底筋膜炎"。

2.**卷毛巾训练**。详见"足底筋膜炎"。

3.**踮脚尖**（图 6-6-2）。站立于固定垫上，脚跟悬空，脚尖与垫面接触，起始位置为脚跟下落踝背屈位，然后将脚跟抬起。每组 10 次，共完成 3 组，组间休息 40 秒。

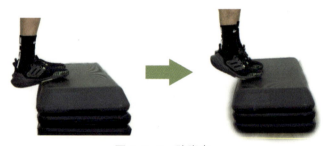

图 6-6-2　踮脚尖

4.**脚趾分开训练**（图 6-6-3）。坐位，脚趾背伸，先大蹬趾落地，再小脚趾落地，其余三趾最后落地。每组 25 次，左右侧各完成 2 组，组间休息 45 秒。

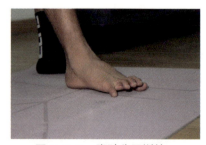

图 6-6-3　脚趾分开训练

5. 死虫子练习（图 6-6-4）。仰卧位，调整骨盆至后倾位，使上背部、腰部、骶部贴合接触面，两腿屈髋屈膝 90°，两上肢直臂上抬与地面垂直，两手掌相对。一侧手上抬至与地面平行时，对侧腿伸直缓慢下落，然后手脚抬起恢复起始位置，左右侧交替进行。每组 10 个，每次 2 组，组间休息 40 秒。

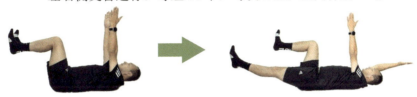

图 6-6-4 死虫子练习

6. 远距式臀桥（图 6-6-5）。仰卧位，两脚分开与髋同宽，两手放在身体两侧，屈髋，屈膝小于 90°。臀部肌肉收缩，将骨盆抬离接触面，顶端维持 2 秒，再下落。每组 15 次，共完成 3 组，组间休息 40 秒。

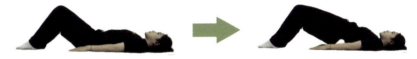

图 6-6-5 远距式臀桥

7. 罗马尼亚硬拉（图 6-6-6）。站立位，手持哑铃等重物，两脚分开与髋同宽。膝盖微屈，双手负重顺着小腿前方下降，髋后移及负重下降的同时，膝盖稍微弯曲但保持小腿与地面垂直，直至大腿后侧牵拉至极限，再伸展臀部和腰部，回到起始位置。每组 15 次，共完成 3 组，组间休息 40 秒。

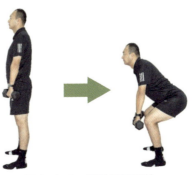

图 6-6-6 罗马尼亚硬拉

8.**宽距下蹲**（图6-6-7）。站立位，两脚分开大于胯宽站立，脚尖朝向前外侧呈外八字，下蹲。下蹲过程中，膝盖朝向脚尖方向，下蹲至大腿与地面平行，再回到起始位置。每组10次，共完成2组，组间休息40秒。

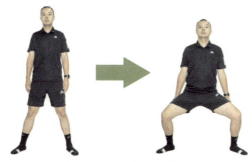

图 6-6-7　宽距下蹲

9.**内收肌肌力训练（侧卧内抬腿）**。详见"膝关节交叉韧带损伤"。

10.**臀中肌肌力训练（侧卧直抬腿）**。详见"髌骨软骨软化症"。

11.**牵拉髂腰肌**（图6-6-8）。弓箭步姿势，前侧腿屈髋屈膝，脚自然支撑于接触面上，后侧腿伸髋，膝盖及小腿自然跪于接触面上。两手交叠放于前侧腿，向前弓步下压，增加屈髋屈膝角度，以使踝关节背屈，在末端保持60秒。每组3次，左右侧各完成1组。

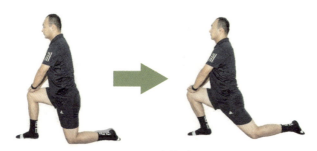

图 6-6-8　牵拉髂腰肌

12. **原地提踵**。详见"小腿三头肌损伤"。

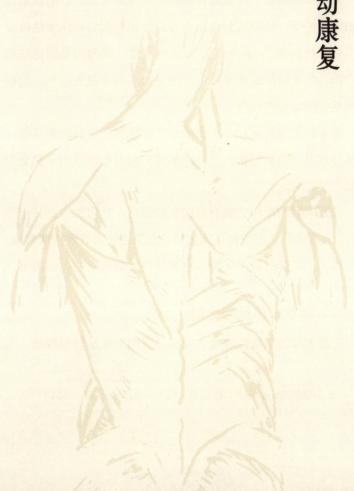

第七章

腰部损伤与运动康复

第一节　慢性腰肌损伤

一、概述

慢性腰肌损伤是运动员的常见病、多发病。腰部的急性损伤若未及时诊治会转为慢性腰肌损伤。

慢性腰肌损伤是因腰部肌肉、韧带及筋膜反复被牵扯或长时间处于紧张状态，导致组织结构产生微细变化，逐渐积累形成的慢性损伤。肌腱或韧带止点部位劳损引起的组织变性改变会引起末端病变[①]。简而言之，肌肉就像一根两边被固定住的弹力绳，在长期持续的牵扯下，绳子的两端会发生磨损，磨损积累就会形成慢性损伤。

频繁的大负荷运动、不良坐姿、急性损伤未及时治疗等，都易导致慢性腰肌损伤。此外，潮湿、低温的环境因素也会对腰肌产生影响。

长期积累性损伤会影响肌肉血液循环，导致肌肉韧带组织缺血、代谢障碍、组织慢性撕裂等，出现炎症而导致持续腰痛。除此以外，局部的微循环障碍也是导致末端病变的关键因素。

二、症状、体征与诊断

主要表现为间接性酸痛和钝痛，可向下肢延伸到臀部、大

[①]　王煜.运动软组织损伤学 [M]. 成都：四川科学技术出版社，2010.

腿后外侧，但一般不超过膝关节。受寒、受潮会加剧疼痛。压痛点多在下背部、腰椎两侧。

我们可以通过以下方法辅助诊断慢性腰肌损伤。

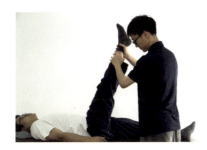

图 7-1-1　直腿抬高试验

1. 直腿抬高试验（图 7-1-1）。患者取仰卧位。检查者将患者一侧腿抬起至牵拉坐骨神经，此时患者出现下肢麻痛为阳性，反之为阴性。

2. 直腿抬高加强试验（图 7-1-2）。直腿抬高出现下肢麻痛时，将腿放低一点后症状消失，若将足背伸症状再次出现即为阳性，反之为阴性。

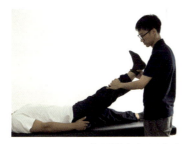

图 7-1-2　直腿抬高加强试验

通过直腿抬高试验及其加强试验排除其他因素后，让患者处于俯卧位，按压第 3 腰椎^①旁开三寸（四并指宽），患者会感到肌肉疼痛。在按压同时进行拨动，能感受到条索状的肌肉和肌肉劳损。结束按压后，患者的疼痛感明显缓解。

三、运动康复方法

慢性腰肌劳损的运动康复主要从两个方面入手：第一，牵拉腰臀部肌肉筋膜，使腰部肌肉得到放松；第二，增强腰椎的稳定性与力量。

（一）肌肉牵拉

1. 腰部肌肉牵拉。

---

① 第 3 腰椎：髂骨最高点连线的中点为第 4、5 腰椎间隙。确定第 4 腰椎后向上数一个突起即为第 3 腰椎。

（1）**坐位体前屈**（图7-1-3）：长坐立，两臂伸直自然放置于大腿外侧，两臂带动腰部缓慢前倾，直至摸到后脚跟（柔韧性较差或病情较重患者，摸到脚尖或者小腿处即可），保持该姿势静止10秒，随后缓慢恢复至初始体位。

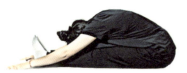

图7-1-3　坐位体前屈

（2）**髂腰肌牵拉**（图7-1-4）：坐在一张稳固的床上。臀部坐于床边，腿悬空，平躺在床面上，两手朝胸腔方向拉起左膝，抱住小腿。右膝保持悬空位不变。此时，整个腰背部应紧贴于床面，缓慢将右膝伸直，再缓慢放松，可以向下、向后伸展，感受右侧髋部的牵拉感。左侧按同样方法牵拉。

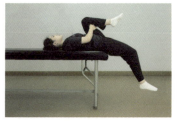

图7-1-4　髂腰肌牵拉

（3）**腰方肌牵拉**（图7-1-5）：坐于椅子上，两脚并拢、背部挺直，右脚放在左腿上，右脚踝外侧放在左大腿膝盖上方的位置。保持右骨盆及右膝关节固定。上半身直立地向左侧倾斜，牵拉5～10秒。继续向左倾斜直至肌肉出现轻微刺痛感。放松肌肉5～10秒。右侧按同样方法牵拉。

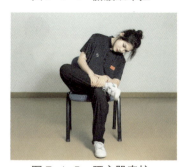

图7-1-5　腰方肌牵拉

2.臀部肌肉牵拉。

（1）**梨状肌牵拉**（图7-1-6）：坐于椅子上，两脚并拢背部挺直。左踝放在右膝上，尽量向右放置左踝。尽量坐直，两手轻轻下压固定膝盖。收紧核心，向前倾斜上半身，

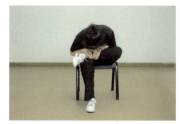

图7-1-6　梨状肌牵拉

感受左臀牵拉感 5～10 秒，直至肌肉出现轻微刺痛感，然后放松 5～10 秒。

（2）**臀中肌和臀小肌牵拉**（图 7-1-7）：找一个与髋关节同高的平面，如桌面或其他平面。右腿放在平面上，屈膝，使右膝正对着肚脐，右脚朝着左臀部的左侧方向平放，使右侧大腿、小腿与骨盆之间构成一个三角形。收紧核心，腰背部伸直，上半身慢慢向前倾斜，右臀部有牵拉感或轻微刺痛感时停止动作。过程中务必保持支撑腿伸直。牵拉 5～10 秒后放松 5～10 秒。

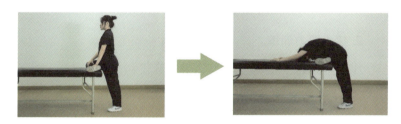

图 7-1-7　臀中肌和臀小肌牵拉

（二）增强腰椎的稳定性与力量

1. 腰部肌力训练（提拉壶铃，图 7-1-8）：站立位，两脚分开略比肩宽，踩实地面，小腿垂直地面，膝关节保持稳定。两手持壶铃于两腿间，背部保持平直的基础上，上身自髋部前倾，腰部发力将壶铃向前甩出，控制甩出角度不要超过 90°。手臂保持伸直，充满力量地伸展髋、膝、踝。在壶铃下降还原至腿部两侧的时候，保持身体稳定。在壶铃下降得更低的时候，立即启动臀部，伸髋前推，进行下一次动作。在练习该动作的过程中要注意，提拉壶铃的力量来源于腰部，同时核心不要松懈，保持腹部肌群微微收紧。另一个需要注意的就是呼吸，在还原减速的过程中吸气，在向前甩壶铃的时候快速呼气。壶铃重量应逐步加大，开始阶段可使用 5kg 的壶铃，待腰部适应该重量后，可根据自身情况适当增加壶铃的重量。没有壶铃也可用矿泉水瓶等代替。每组 10 ～ 20 次。

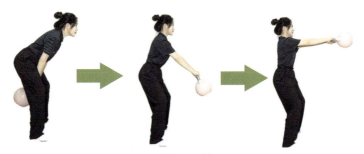

图 7-1-8　提拉壶铃

2. 核心肌力训练。

（1）**臀桥**：详见"髌骨软骨软化症"。

（2）**平板支撑**：详见"膝关节交叉韧带损伤"。

（3）**卷腹**（图 7-1-9）：仰卧，两腿弯曲使脚掌平放在地面，两手置于腿上。腹部发力，使两手尽量往膝关节方向伸，然后返回起始位置，重复以上动作。每组 10 次，共完成 3 组。

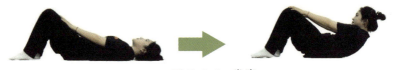

图 7-1-9　卷腹

第二节　急性腰扭伤

一、概述

急性腰扭伤是腰部用力过猛或动作不规范导致的腰部肌肉、韧带、筋膜损伤，是很常见的运动创伤，俗称"闪腰"，多发生于运动员、舞蹈演员、体育爱好者和体力劳动者。

动作姿势不标准导致重力点偏移错误、搬重物时身体负荷过重、腰部受力不均、无法保持身体平衡、腰部过伸过屈超过了脊柱的活动范围，都易导致急性腰扭伤。

腰部肌肉示意图见图 7-2-1。

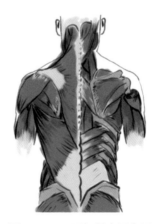

图 7-2-1　腰部肌肉示意图

二、症状、体征与诊断

患者一般都有腰部扭伤史。受伤时腰部有响声和撕裂感，随后产生持续不减的剧烈疼痛，疼痛为刀割样或撕裂样，可牵涉臀部以下。咳嗽、深呼吸、大小便等腹部用力动作会加重疼痛。

压痛点位于腰骶部，第 3、4 腰椎平面的两侧肌肉[1]，或

---

[1]　亓建洪.运动创伤学 [M].北京：人民军医出版社，2008.

第 5 腰椎横突与髂骨之间。活动受限，常保持一定姿势以减轻疼痛。腰部肌肉的疼痛、肿胀会引起保护性肌痉挛[①]反应，导致腰椎生理弧度[②]消失。

急性腰扭伤视诊时会出现腰部僵硬，腰椎前凸消失或脊柱侧弯的现象。触摸时除了感受到痉挛，还可能触及条索状硬块。

三、运动康复方法

以下运动康复均在疼痛减轻或无疼痛之后方能进行。

（一）急性期

在急性腰扭伤中我们要遵循 PRICE 原则（详见"肩峰下滑囊炎"）。

1. **螺旋式包扎法**。从腰部髂嵴处开始，用绷带围绕腰部缠绕 2 圈。从第 3 圈开始往上缠，每圈盖住前一圈的 1/3 或 1/2，呈螺旋状上升，直到包裹所有腰椎。最后以环形包扎结束。

2. **肌效贴敷贴法**。在患者身体前屈的状态下贴，从髂嵴开始，沿着腰方肌走行方向向上贴到第 1 腰椎横突位置。然后，身体旋转至对侧，同样以髂嵴为起点，沿腰方肌外侧缘向上贴至第 12 肋骨位置（图 7-2-2）。左右对称敷贴。完成后患者上举左手手臂，身体转向举手臂侧。肌效贴沿第 12 至第 10 肋骨下缘，顺腹外斜肌走行贴至髂前上棘内侧（图 7-2-3）。左右对称敷贴。

---

① 肌痉挛：个别肌肉或肌群的不受控制收缩。
② 生理弧度：颈曲向前凸、胸曲向后凸、腰曲向前凸、骶曲向后凸。此处指腰曲前凸消失。

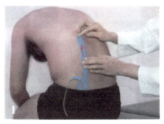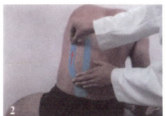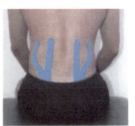

图 7-2-2 肌效贴敷贴法一

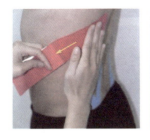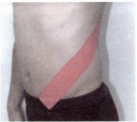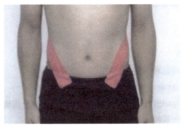

图 7-2-3 肌效贴敷贴法二

在急性腰扭伤之后需要抬高扭伤一侧的腰部，可以促进局部血液回流，减轻淤肿。

（二）伤后功能恢复期

急性期过后（疼痛减轻或无疼痛之后）的运动康复方法详见"慢性腰肌损伤"。

第三节　腰椎椎板疲劳性骨折

一、概述

腰椎椎板疲劳性骨折又称腰椎椎板应力性骨折、腰椎椎板行军骨折，是腰椎椎板的损伤累及超过机体自我修复能力而造成的疲劳性骨折，是体育运动和军事训练中常见的过度使用性损伤，多为不完全性骨折。常见于体操、举重、武术、排球等项目的运动员及长时间行军及乘车者。

脊柱的每块椎骨均由前侧的椎体、后侧的椎弓及从椎弓上发出的突起（包括上、下关节突、横突和棘突等）组成。每个椎骨有两个椎板，位于棘突的两侧。双侧椎板向后中线处汇合形成棘突，从椎弓根和椎板连接处向两侧伸出者为横突。

骨组织承受不断增加的力量，过度的力量负荷使肌肉组织疲劳，力量集中于骨骼某一部位或骨骼受力不均，从而导致骨骼损伤破坏的速度超过了骨骼修复速度，局部便会发生微细骨折。微细骨折的进一步融合发展形成疲劳性骨折。高强度、持久性、频率高的运动训练，训练场地和训练装备不当都是该病发生的原因。

病变初期出现血管充血和血栓形成，继而出现小裂隙，随即机体开始修复。但若在修复过程中继续受到外力作用，修复产生障碍，反复此过程会导致完全性骨折。

二、症状、体征与诊断

患者往往有过度使用性损伤病史。

发病初期，疼痛休息后可缓解、消失，但再次运动会复发；发病中期，疼痛需要较长时间缓解；发病后期，长期休息也无法缓解疼痛。

可以通过以下表现辅助诊断：腰部骨骼浅表层有明显压痛点，皮肤肌肉出现肿胀、叩击疼痛。若发生完全性骨折，会出现淤血，腰部肌痉挛、紧张，活动受限[1]。

---

[1] 活动受限：该处指腰部活动达不到正常的活动范围。

三、运动康复方法

腰椎椎板疲劳性骨折早期主要进行肌力训练及活动度训练，主要运动康复目标：增强核心肌力、增强腰背部的肌力、增强机体功能。以下运动康复训练均需在术后尽早进行。

（一）增强核心肌力

1. 腹式呼吸。 详见"膝关节外侧疼痛综合征"。

2. 腹肌等长收缩（图7-3-1）。仰卧，腹部用力做出要将上半身抬起的趋势，但不抬起上半身。每次持续 5～10 秒，每组 5 次，共完成 5 组。

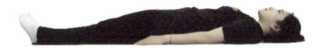

图 7-3-1　腹肌等长收缩

3. 仰卧抬腿（图7-3-2）。仰卧，并拢和绷直两腿，缓慢抬起两腿，直到大腿垂直地面。停顿，缓慢复原。重复以上动作。动作过程中，上背部、手都保持固定。每组 10 次，共完成 3 组。

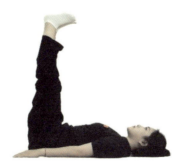

图 7-3-2　仰卧抬腿

（二）增强腰背部肌力

1. 腰背肌等长收缩训练。 俯卧位，腰背部肌肉用力做出要将上半身抬起的趋势，但绝对不可真的将上半身抬起。每组 5 次，共完成 5 组。

2.**五点支撑**（图7-3-3）。屈膝平躺，两脚、两肘和后肩作为支撑，将腰臀部缓慢抬至最高点，并在最高点维持 10 秒左右，然后缓慢放下。每组 10 次，共完成 3 组。

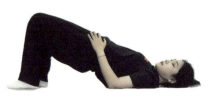

图 7-3-3　五点支撑

3.**三点支撑**（图7-3-4）。在五点支撑锻炼一段时间后，如果觉得难度较低（锻炼后无肌肉酸痛），可以进阶为三点支撑。屈膝平躺，只用两脚和后颈三个点作为支撑，将臀部缓慢抬起至最高点，并在最高点维持 10 秒左右，然后缓慢放下。每组 10 次，共完成 3 组。

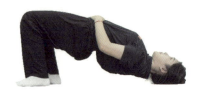

图 7-3-4　三点支撑

（三）增强机体功能

1.**站立练习**（图7-3-5）。站立位，两脚分离与肩同宽，脚尖朝向正向前，下肢及腰腹肌肉收缩，努力控制身体正直姿势，保持站立及平衡。每次 5 分钟，每天 2 次。

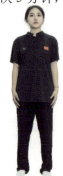

图 7-3-5　站立练习

2.**蹲起练习**（图7-3-6）。站立位，上体正直，两脚分开与肩同宽，脚尖朝向正向前，缓慢下蹲至屈曲 45°处，再缓慢蹬直至膝关节完全伸直。动作要求缓慢、用力、有控制（身体无摇晃）。每组 20 次，共完成 3 组，组间休息 30 秒。

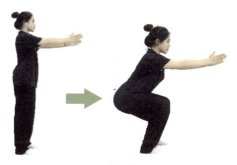

图 7-3-6　蹲起练习

第四节　腰背部肌肉筋膜炎

一、概述

腰背部肌肉筋膜炎是腰背部肌肉和筋膜因无菌性炎症[①]而肿胀，产生粘连，形成疼痛点的综合征，是患病率较高的腰部伤病，又称腰背肌肉劳损、腰背部纤维炎、腰背部风湿症，多发生于乒乓球、滑冰、冰壶、篮球等项目的运动员。

腰背部肌肉筋膜炎的具体病因尚不十分明确，不过该病与以下因素有关：

腰背部肌肉筋膜组织的急性损伤治疗不彻底、反复轻微损伤的不断积累，或肌痉挛时局部缺血，刺激肌肉产生无菌性炎症而导致肿胀、粘连，产生激痛点[②]。长时间重体力劳动和高

---

① 无菌性炎症：在缺乏微生物存在的情况下出现的炎症反应。
② 激痛点：发生在神经进入肌肉位置的功能障碍，有疼痛感。

强度运动、吹风受凉、寒冷潮湿，都易导致腰背部肌肉筋膜炎。

损伤导致组织内环境改变，有害物质聚集，使腰部肌肉筋膜产生局部水肿、粘连，形成无菌性炎症，从而产生疼痛。

二、症状、体征与诊断

患者常有腰骶扭伤史、积累性损伤史和风寒侵袭史。

主要临床表现为局部疼痛，疼痛性质为隐痛、钝痛、酸痛和胀痛，可向臀部及大腿后部放射，但不超过膝关节。天气寒冷时疼痛会加重。有时可见腰背僵直、肌痉挛，甚至活动受限。

局部有压痛点，并在周围引起反射性疼痛。也可在腰背部触及较硬的筋结[1]，若对压痛点进行封闭[2]，症状消失或明显缓解可确诊。

三、运动康复方法

腰背部肌肉筋膜炎患者需在疼痛消除后再进行运动康复。运动康复的主要方法：腰背部肌肉牵拉、核心肌群肌力训练、臀中肌肌力训练。

（一）腰背部肌肉牵拉

1. **仰卧抱腿**（图 7-4-1）。仰卧，两腿弯曲，使两膝靠近胸部。两手抱住两腿，在疼痛可以忍受的前提下轻柔而缓慢地将两膝尽量靠近胸部，保持这个姿势 1 ～ 2 秒，然后缓慢放开两腿回到起始姿势。每组 5 ～ 10 次。

---

[1] 筋结：体表出现成串或散在性的结块。
[2] 封闭：对肌肉或者软组织出现的痛点进行药物注射，能够起到减轻局部的无菌性炎症、缓解疼痛的作用。

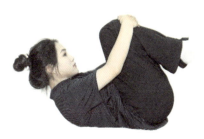

图 7-4-1　仰卧抱腿

　　2. 猫式伸展（图 7-4-2）。俯卧，两手、两膝支撑身体，手臂和大腿与地面垂直，脊柱曲线从骨盆处顺着重力自然下沉，同时抬头看前上方，然后主动收缩腹部骨盆后倾，脊柱向上隆起呈弓背状，低头看向腹部。如此反复进行 10 次。

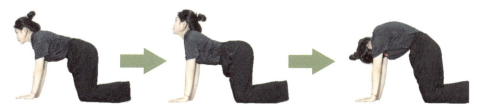

图 7-4-2　猫式伸展

（二）核心肌群肌力训练

1. **臀桥**。详见"髌骨软骨软化症"。

2. **平板支撑**。详见"膝关节交叉韧带损伤"。

（三）臀中肌肌力训练

1. **侧卧直抬腿**。详见"髌骨软骨软化症"。

2. **蚌式开合**。详见"髌骨软骨软化症"。

3. **螃蟹步移动**。详见"股四头肌挫伤"。

第八章

其他肌骨损伤与运动康复

第一节　棘突骨膜炎

一、概述

棘突骨膜炎是应力性骨膜损伤[①]或感染性骨膜损伤，是一种多发病，常见于体育活动少、肢体协调能力差者。

椎骨由椎体、椎弓、关节突、棘突和横突等组成（图8-1-1）。棘突为椎弓中央的刺状或棱鳞形的隆起部（身体背部能触及的凸起即为棘突），起到承受更大外力的作用。

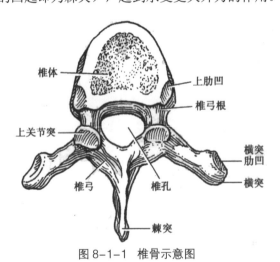

图 8-1-1　椎骨示意图

造成棘突损伤的原因有两种：一是平时体育活动少、肌体协调能力差者突然进行大量运动，导致肌肉长期处于紧张状态，

---

① 应力性骨膜损伤：一种由于长期、反复的应力作用于骨骼，导致骨膜出现的损伤。

不断被牵扯，使骨膜撕裂损伤，骨膜及骨膜血管扩张、充血、水肿或骨膜下出血，发生骨膜增生及炎症性改变。二是创伤后未及时处理，造成化脓性细菌感染。

二、症状、体征与诊断

局部充血、水肿、疼痛、炎症、脓肿，肌肉萎缩、肌痉挛，椎体不敢活动，活动受限。

三、运动康复方法

棘突骨膜炎的运动康复主要从两个方面入手：第一，腰背部肌力训练；第二，腰背部肌肉牵拉。

（一）腰背部肌力训练

1.**腰背肌等长收缩训练**。详见"腰椎椎板疲劳性骨折"。

2.**臀桥**。详见"髌骨软骨软化症"。

3.**三点支撑**。详见"腰椎椎板疲劳性骨折"。

（二）腰背部肌肉牵拉

1.**猫式伸展**。详见"腰背部肌肉筋膜炎"。

2.**坐位体前屈**。详见"慢性腰肌损伤"。

第二节　锁骨骨折

一、概述

锁骨骨折是较为常见的骨折，尤以幼儿多见[①]，在摔跤、体操运动及场地运动中易发生锁骨骨折[②]。

锁骨呈"S"字形，位置表浅，骨干细，内侧 1/3 前凸，外侧 1/3 后突，中部 1/3 是内外侧的过渡段，最细，是锁骨的薄弱点（图 8-2-1）。临床上锁骨骨折可分为内 1/3 骨折、中 1/3 骨折、外 1/3 骨折，又以中 1/3 骨折最为常见。

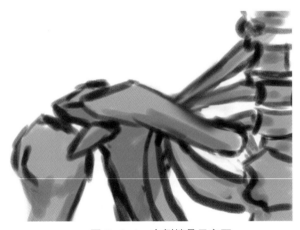

图 8-2-1　右侧锁骨示意图

锁骨骨折的病因包括直接暴力和间接暴力[③]。间接暴力：跌倒时单臂支撑、肘部支撑或肩部外侧着地，暴力传导造成锁骨骨折。直接暴力：多是暴力直接加于锁骨，如局部的打击，

---

① 黄桂成，王拥军.中医骨伤科学 [M].5 版 . 北京：中国中医药出版社，2021.

② 亓建洪.运动创伤学 [M]. 北京：人民军医出版社，2008.

③ 亓建洪.运动创伤学 [M]. 北京：人民军医出版社，2008.

多产生横行骨折或粉碎性骨折，相对较少见。骨折后，内侧端受肌肉牵拉向后上方移位，外侧端因重力和其余肌肉牵拉向前下方移位。骨折严重移位时，要注意是否损伤锁骨后方的神经和血管[①]。儿童易发生类似新鲜枝条折断似的青枝骨折，青少年可能出现疲劳性骨折，此时可能只有局部的疼痛，而畸形不明显。

二、症状、体征与诊断

患者常有摔倒受伤史。临床上患者伤后多以健侧手握患侧前臂向上托起，头转向患侧，下颌转向健侧，以减轻因肌肉牵拉骨折端而产生的疼痛。由于锁骨表浅，局部往往有肿胀、疼痛。

我们可以借助以下方法辅助诊断锁骨骨折。

1. 可触及错位的骨折端及骨擦感。

2. 活动受限明显，触诊多有局部压痛。

三、运动康复方法

锁骨骨折的运动康复要分为两个时期：炎症控制期和功能强化期。炎症控制期以轻柔、缓慢的运动康复为原则，进行手部和肘关节的基础功能训练。功能强化期在骨折愈合后，主要从三个方面入手：第一，肩关节力量训练，加强肩关节的抗损伤风险能力；第二，肩关节日常活动能力训练，使其恢复正常的活动轨迹；第三，肩关节柔韧性训练，降低关节压力。

（一）急性期

不论选择保守治疗还是手术治疗，在治疗后都需及时消炎、

---

① 黄桂成，王拥军.中医骨伤科学[M].5 版.北京：中国中医药出版社，2021.

镇痛、消肿,通过缓慢完成五指抓握训练,实现良好的消肿效果。

1. 五指抓握训练。详见"肘内侧肌肉韧带装置损伤"。

2. 肘关节屈伸训练(图8-2-2)。患侧手握拳,肘关节悬空,前臂放于躯干前方,肘关节前后屈伸运动。要求动作缓慢,感受大臂内外侧肌肉的活动,反复进行。

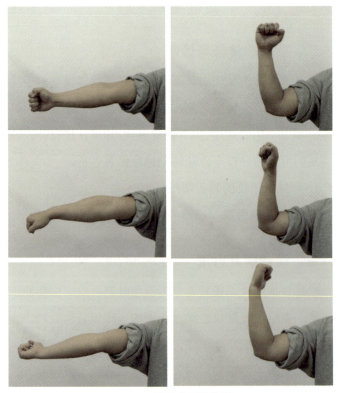

图 8-2-2　肘关节屈伸训练

(二)伤后功能恢复期

1. 肩关节力量训练。

(1)**肩关节外旋**(图8-2-3):对侧卧位屈肘90°,手持轻物,向外侧外旋抬手,慢慢放下,反复进行。

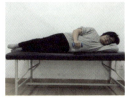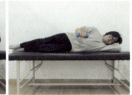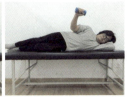

图 8-2-3　肩关节外旋

（2）肩关节前屈肌群训练（图 8-2-4）：患者取站立位，患肢肘关节维持屈肘 90°，手持轻物，肩关节向前向上屈曲，随着疼痛缓解，可增大物品重量和增大肩关节前屈弧度。要求动作缓慢，反复进行。

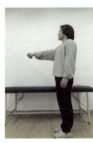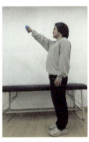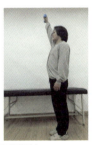

图 8-2-4　肩关节前屈肌群训练

（3）肩关节后伸肌群训练（图 8-2-5）：患者取卧位，患肢肩关节离开床面，手持轻物，肘关节伸直，微微向下前屈，向后方后伸肩关节，反复进行。

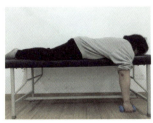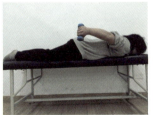

图 8-2-5　肩关节后伸肌群训练

2. 肩关节日常活动能力训练。

（1）爬墙训练（图 8-2-6）：距离墙壁一臂远，患肢手指在墙上向上爬，缓慢进行，直到感觉有疼痛感停止。反复进行，可在疼痛明显缓解后，脱离墙面进行训练。

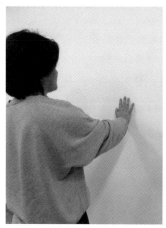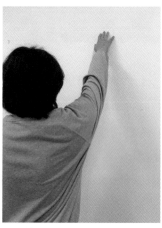

图 8-2-6　爬墙训练

（2）**擦玻璃训练**（图8-2-7）：患肢侧身面对玻璃或墙面，屈肘，患肢手掌接触玻璃或墙面，向前向后擦玻璃或墙面。随着疼痛缓解，逐渐远离玻璃或墙面，直至脱离玻璃或墙面进行训练。

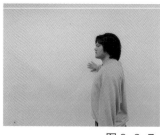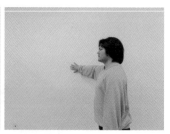

图 8-2-7　擦玻璃训练

3.肩关节柔韧性训练，降低关节压力。

（1）**扩胸训练**（图8-2-8）：两手握拳，屈肘，肩关节外展，向后缓慢来回振动。肩关节外展幅度随着肩关节疼痛减轻而增大，直至肩关节水平外展。

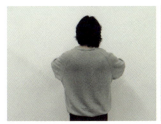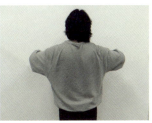

图 8-2-8　扩胸训练

（2）肩关节内旋训练（图 8-2-9）：患侧手背后，尽力从后方达对侧背部，后放下，反复进行。

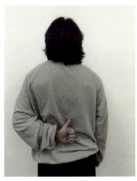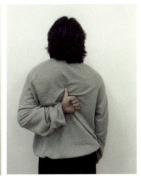

图 8-2-9　肩关节内旋训练

（3）肩关节两手前屈训练（图 8-2-10）：患者取站立位，两手手指交叉，健侧手带动患侧手，掌心向外，向上运动，后放下，反复进行。随着疼痛缓解，运动幅度增大。

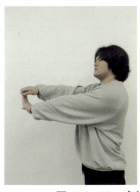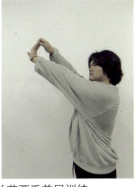

图 8-2-10　肩关节两手前屈训练

后记

常见肌骨损伤与运动康复

　　数年前，编者们便萌生了撰写《常见肌骨损伤与运动康复》一书的念头。当时，大家心中充满了强烈的使命感和敬畏之情。这份使命感，源自我们在运动医学和运动康复领域多年的教学、研究及临床实践经验。而这份敬畏感，则源自肌骨系统的复杂性，以及运动康复领域知识与技术的迅猛更新。

　　如何将复杂的功能解剖学、生物力学、临床实践和运动训练学有机融合，打造一本既严谨可靠又通俗易懂、兼具理论深度与实践指导价值的著作，成为我们心中挥之不去的重要课题。为此，我们投入了大量时间，系统梳理了国内外最新研究成果、权威指南及学术文献。同时，团队深入运动队、康复中心、社区诊所等一线场所，对大量真实案例的处理流程与康复效果进行了细致观察、详尽记录和全面分析，力求将最贴近实际的评估方法、干预策略和康复理念融入书中。这一过程既是对知识的再学习，也是对实践的再检验。我们不断修正、补充和完善书稿的框架与细节，力求在浩瀚的信息中提炼出最核心、最实用的内容，为本书构建坚实的理论基础和实践根基。

　　写作无疑是一场需要全神贯注、心无旁骛的"苦行"。它要求著者具备持久的专注力、严谨的治学态度，以及对细节近乎苛刻的执着追求。然而，教学、科研等繁杂的日常事务如潮水般不断涌来，不可避免地挤占了宝贵的写作时间。为了推进书稿的创作，我们熬过了无数个深夜，牺牲了许多假期。回首这段历程，虽漫长艰辛，但看到凝聚着团队心血与智慧的书稿最终完成，历经磨砺后的欣慰与释然，足以慰藉所有的付出。

　　本书的诞生，并非编者们一己之力所能达成。它深深植根于前辈贤达与同行们丰硕的研究成果之上。书中所引用的国内外学者、专家的理论和实践经验，已在参考文献中尽可能详尽地列出。我们怀着崇高的敬意与由衷的感激，向这些知识的奠基者与传播者致以敬意。

　　尤为关键的是，要衷心感谢参与本书编写的全体编者。在资料搜集、案例整理、内容撰写、图表绘制、文稿校对、动作示范等每个繁杂且关键的环节，你们都投入了巨大的热情，付出了辛勤的汗水。

　　本书最终能够顺利出版，不仅得益于所有编者的精诚协作与不懈努力，更离不开出版社编辑团队严谨细致的专业付出。从选题策划、体例规范，到文字润色、版式设计，直至最终的审校出版，编辑团队凭借高度的责任心与专业素养，为本书增添了诸多光彩，倾注了大量心血。在此，我们谨向出版社以及所有为本书出版辛勤耕耘的编辑老师们，致以最诚挚的谢意！

　　我们深知，运动康复领域的发展可谓日新月异，任何著作都难以将其全部内容详尽囊括。本书虽力求全面与精确，但疏漏与不足之处仍在所难免。我们诚挚地恳请学界同仁、临床工作者、运动爱好者和广大读者不吝赐教，提出宝贵的批评与建议，这将是本书未来修订完善的重要指引，也是我们继续深入探索这一领域的动力源泉。

　　本书的整体框架与编写思路由主编谢卫、胡尧统筹规划并拟定，各章节内容由主编、副主编及编者共同执笔完成。具体分工如下：第一章由谢卫、廖远朋、高林、刘锦清、李翔、龚佳竹撰文；第二章由胡尧、邵玉萍、贺劲松、贾茂彬、田春月、邹凤莹撰文；第三章由幸兴、高原、刘雨、邓俊武、李明亮、陈骏、辛双双、阳仁均撰文；第四章由姚正宁、王红卫、彭佳蕾、汪美、龚希希、高希撰文；第五章由刘杨俊、杨鹏、李蕊、韩玉姬、贺靖晶、宣鹏、赵雪轶、滕雨可撰文；第六章由郑成强、袁超群、陈远莉、段帅、王泓月、潘李蕗宇撰文；第七章由徐涵潇、郝爽、黄高意、付晓晨、唐玉权、黄再凡、焦兰婷撰文；第八章由曾旻、陈玉剑、田燕、严文梅、李彩艳、王嘉虹、龙专、谭靓撰文。

　　主要编者及其单位：廖远朋（成都体育学院附属医院）、辛双双（成都体育学院武术学院）、高林（北京中医药大学）、邵玉萍（湖北中医药大学体育健康学院）、龙专（湖南中医药大学体育健康学院）、刘雨（成都大学体育学院）、姚正宁（宁夏医科大学体育健康学院）、郑成强（成都中医药大学体育健康学院）、袁超群（成都中医药大学体育健康学院）、徐涵潇（成都中医药大学体育健康学院）、郝爽（成都中医药大学体育健康学院）、刘杨俊（成都中医药大学体育健康学院）、杨鹏（成都市第五人民医院）、曾旻（西南民族大学体育学院）、高原（成都中医药大学智能医学院）、陈骏（成都中医药大学体育健康学院）、谭靓（成都中医药大学）、李彩艳（成都中医药大学体育健康学院）、李蕊（成都中医药大学体育健康学院）、韩玉姬（成都中医药大学体育健康学院）、陈远莉（成都中医药大学体育健康学院）、田燕（成都中医药大学体育健康学院）、刘锦清（成都银杏酒店管理学院休闲与运动学院）、赵雪轶（成都中医药大学体育健康学院）、滕雨可（成都中医药大学体育健康学院）、李翔（成都体育学院运动休闲学院 23 级研究生）、陈玉剑（成都中医药大学体育健康学院 23 级社会体育指导与管理专业学生）、龚佳竹（（成都中医药大学 21 级临床医学院学生）、焦兰婷（成都体育学院武术学院民传二班学生）。